Cómo vivir
120 años

ADOLFO PÉREZ

Cómo vivir

120 años

De la utopía a la realidad

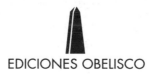

EDICIONES OBELISCO

Si este libro le ha interesado y desea que le mantengamos informado
de nuestras publicaciones, escríbanos indicándonos qué temas son de su interés
(Astrología, Autoayuda, Ciencias Ocultas, Artes Marciales, Naturismo,
Espiritualidad, Tradición...) y gustosamente le complaceremos.

Puede consultar nuestro catálogo en www.edicionesobelisco.com

*Los editores no han comprobado la eficacia ni el resultado de las recetas,
productos, fórmulas técnicas, ejercicios o similares contenidos en este libro.
Instan a los lectores a consultar al médico o especialista de la salud ante
cualquier duda que surja. No asumen, por lo tanto, responsabilidad alguna
en cuanto a su utilización ni realizan asesoramiento al respecto.*

Colección Salud y Vida natural
Cómo vivir 120 años
Adolfo Pérez Agustí

1.ª edición: noviembre de 2016

Maquetación: *Marga Benavides*
Corrección: *M.ª Jesús Rodríguez*
Diseño de cubierta: *Enrique Iborra*

Edita: Ediciones Obelisco, S. L.
Collita, 23-25. Pol. Ind. Molí de la Bastida
08191 Rubí - Barcelona - España
Tel. 93 309 85 25 - Fax 93 309 85 23
E-mail: info@edicionesobelisco.com

ISBN: 978-84-9111-168-9
Depósito Legal: B-23.432-2016

Printed in Spain

Impreso en España en los talleres gráficos de Romanyà/Valls S.A.
Verdaguer, 1 - 08786 Capellades (Barcelona)

CÓMO VIVIR 120 AÑOS

Plenitud, salud y longevidad

Desde que se investigó sobre los telómeros en la década de los treinta por Hermann J. Muller y Bárbara McClintock y posteriormente por Elizabeth Blackburn, Carol Greider y Jack Szostak en 2009 –Premio Nobel de Medicina–, la creencia de que el envejecimiento es una ley biológica inmutable ya es inadmisible.

Estos científicos proponían que los telómeros, situados en los extremos de los cromosomas, tenían la función de prevenir que éstos se fusionaran al ponerse en contacto por sus extremos, lo que produciría consecuencias desastrosas para las células. Además, había en este proceso una pérdida de calidad y cantidad en el ADN que ocasionaba un caos celular con inducción a la apoptosis.

El descubrimiento de la telomerasa, enzima elaborada por las células y que es esencial para la síntesis del telómero, confirmó aún más la posibilidad del no-envejecimiento. Protegiendo los extremos de los cromosomas, se evitaba –incluso– la muerte. La antigua teoría de que el envejecimiento es un proceso universal, una ley, que afecta a todos los seres vivos, quedaba ya en entredicho y nos acerca a la inmortalidad.

Anteriormente, en 1931, el Dr. Adolf Buternandt, aisló el DHEA de la orina humana en su forma libre, por lo que obtuvo el premio Nobel en química algunos años después, en 1939.

Años más tarde, en 1954, dos investigadores, Migeon y Plager, aíslan el DHEA en la sangre humana, y realizan estudios precisos histológicos que indican que es producido por la parte interna de la corteza suprarrenal.

En 1958, se relaciona el envejecimiento con la disminución de los niveles de esta hormona en hombres y mujeres.

La cuestión es si verdaderamente es posible y, más aun, recomendable, prolongar la vida más allá de los 100 años. ¿Quieren las personas ser eternas? A casi nadie le parece atractiva esta posibilidad; pero si hemos admitido que es factible, quizá podríamos desear, al menos, que nuestra vida fuera longeva y saludable, para así tener tiempo de hacer todo cuanto deseemos y… podamos.

Pero quizá hay otras cuestiones sobre la longevidad mucho más importantes que el propio deseo de vivir 120 años. ¿Está la sociedad preparada para absorber esa inmensa cantidad de gente longeva en el planeta? ¿Podrían los presupuestos estatales proporcionar pensiones y bienestar a las personas longevas? ¿Qué podrían hacer en sus vidas esas personas, ya apartadas de la sociedad, desde apenas los 70 años de edad?

No se asuste, pues la Humanidad tiene recursos para todo y para casi todos. Piense en el promedio de vida a finales del siglo XIX, apenas 35 años, y cuando se duplicó en el siglo XX no pasó nada, no se produjo el caos económico y social previsto. El empleo para los mayores se prolongó, el mercado económico encontró un nuevo individuo social a quien proporcionar bienestar, el ocio de las personas mayores se intensificó, y los nietos estuvieron más protegidos que nunca. Y eso pasará, y seguirá pasando, cuando las personas alcancemos esos 120 años que prometemos.

Desgraciadamente hay individuos que, como nazis arrogantes, pueden estar en contra de tales logros, hablando de superpoblación y miedo a no tener trabajo a causa de la competencia. Su solución es indignante: hay que dejar que la gente muera a una edad razonable, digamos 85 años, y que dejen su puesto de trabajo, su dinero y su casa a la sociedad, a ellos en especial. Pero esas personas también olvidan la historia, pues la última hambruna mundial prevista en 1800 resultó en todo lo contrario: aumentó la riqueza, el nivel de vida, la salud y la esperanza de vida porque los recursos proceden de la mente y no de la tierra.

No se soluciona el hambre matando a las personas, ni impidiendo que se reproduzcan; se soluciona con una distribución de la riqueza justa y adecuada; con las personas disfrutando de su bien ganado salario y empleándolo en lugar de entregarlo al banco; con los lugares de ocio repletos de personas de todas las edades; con una adecuada medicina enfocada en la salud, en lugar de en la enfermedad, con las universidades repletas de personas de todas las edades ávidas de conocimiento y, finalmente, con el Congreso dirigido por políticos jóvenes o longevos.

Con una adecuada medicina antienvejecimiento, nuestros cuerpos podrían ser resistentes a todos los virus, conocidos y desconocidos, a la mayoría de los patógenos y también a todas las formas de cáncer, enfermedades autoinmunes, toxinas ambientales, e incluso a la radiación. Podríamos combinar los mejores aspectos del dinamismo juvenil con la sabiduría de una larga experiencia. Quizá así sea posible tener dirigentes capaces de terminar con guerras, hambrunas, terrorismo, violencia y demás problemas actuales.

INTRODUCCIÓN A LA TEORÍA DEL NO-ENVEJECIMIENTO

Si observamos el universo al cual pertenecemos, nos daremos cuenta de que los conceptos de tiempo y envejecimiento cósmico no existen: existe el cambio continuado, y este cambio siempre lleva a una evolución, a un salto cualitativo. El problema es que los seres humanos hemos inventado diversos sistemas para medir y entender el tiempo –el calendario y el reloj, básicamente–, y eso nos ha hecho creer que el tiempo es algo lineal, con pasado y futuro. Pero en el universo eso no es cierto y solamente percibimos cambios.

Así que debemos ser más objetivos y admitir que nuestro cuerpo con el paso del «tiempo» no envejece, no se deteriora hasta llegar a la muerte física, sino que se hace y deshace continuamente. Lo que ocurre es que llegado a un punto en nuestra medición cronológica (determinada por la fecha de nacimiento), las células no parecen encontrar el modo de rehacerse, quizá porque nuestra mente y especialmente el inconsciente, no creen que ello sea posible ni deseable, y puesto que hasta ahora no hay apenas nadie en la medicina (salvo de algún premio Nobel) que crea en el no-envejecimiento, inducimos a nuestro cuerpo a ello.

Fíjese hasta qué punto nadie cree en la posibilidad de revertir el proceso de envejecimiento, que la gerontología (de *geronto*, anciano y *logos*, estudio) y la geriatría (rama de la medicina que se centra en las enfermedades asociadas a la vejez y el tratamiento de las mismas) no contemplan el no-envejecimiento como una probabilidad, y si no lo estudian no lo intentan. Su misión, que no es poca, es ayudar a las personas a envejecer mejor, sin enfermedades o dolor.

Si consideramos a un recién nacido solemos decir que todo en él es nuevo, que sus células están preparadas para la evolución y el perfeccionamiento; pero hay algo que debo aclararles cuanto antes sobre ello: las células del recién nacido son inmensamente viejas, pero con ganas de vivir y mejorar. Se han formado gracias a millones de años de evolución del ser humano, no solamente desde sus ancestros (bisabuelos, abuelos, padres…), sino a través de los alimentos que la humanidad ha ingerido, del aire que respiraron y de las energías del propio universo.

Al formar parte nosotros del cosmos, todos poseemos las mismas características complejas y experimentadas que el propio universo al cual pertenecemos. El recién nacido no ha salido de la nada; ha sido la consecuencia de anteriores procesos evolutivos y energéticos. Somos, pues, muy viejos según nuestro concepto primitivo del tiempo.

Lo que ocurre es que pronto nos desligamos de esta interconexión universal y solamente percibimos el nuevo cuerpo al que creemos pertenecer.

Hay, sin embargo, una creencia poco estudiada y es aquella que considera que tenemos realmente la edad de nuestros pensamientos, y éstos siempre pueden mejorar, fortalecerse y hacerse únicos. Así que en la medida en que nuestros pensamientos se enriquecen con nuevas y continuadas experiencias, nuestra vitalidad cósmica se hace mejor y nunca envejeceremos. ¿Utopía? Quizá no.

Lo importante es decidir en qué edad queremos estar ahora a nivel mental, cuántico, y así deberían modificarse nuestras moléculas. A fin de cuentas, siempre somos la consecuencia de nuestros pensamientos. Si con ellos construimos nuestro futuro, no hay razón para no hacerlo más halagüeño. De este modo, si pensamos reiteradamente en el futuro y exigimos a nuestro cuerpo que nos permita llegar a cumplir nuestros deseos aún no satisfechos, los millones de células corporales se sentirán impulsadas a no envejecer, como un padre que no desea enfermar para asegurar el bienestar de sus hijos.

En una de mis charlas divulgativas dije a los asistentes que personalmente había decidido llegar a cumplir 120 años y, además, con plenitud. Expliqué –para quienes esbozaban una socarrona sonrisa– que yo tomaba mis propias decisiones en todo, y una de ellas, la más intensa, era esa decisión de llegar más allá de la centena de años. Puesto que no había un destino escrito allá arriba o donde quiera que fuera, yo era el artífice único de mi vida y deseos. Nadie decidía por mí, ni siquiera los médicos con su empeño en demostrarme que no era posible llevar a cabo decisiones tan transcendentales.

A nivel biológico, con nuevos códigos en la transcripción y traducción del genoma, podríamos crear organismos resistentes a todos los virus, pues si nosotros cambiamos el código de las células huésped, frustramos la capacidad del virus para replicarse y haremos al huésped inmune. Con la biología sintética podríamos reparar nuestros tejidos dañados y dirigir el crecimiento de nuevos tejidos para crear una nueva función del cuerpo y para que interactúe con dispositivos electrónicos.

La ingeniería del genoma quizá pueda regenerar las neuronas, o es posible que desarrollemos nano circuitos electrónicos capaces de monitorear y estimular las neuronas de la memoria, antes de reemplazarlas. Apasionante, ¿verdad?

Así que una vez que hemos aclarado el caduco concepto del envejecimiento como ley universal, lo que a continuación mostramos, aunque describe el proceso del envejecimiento común en los seres humanos, solamente habla de plenitud, longevidad y, si me permiten, de inmortalidad. Puestos a ser optimistas, por qué no creer en esta posibilidad. En nuestro recorrido veremos la descripción de las posibles causas del envejecimiento que los científicos mencionan, tantas que más bien parece que se limitan a especular y confundir. Y también detallaremos los remedios químicos y naturales que la ciencia médica pone a nuestra disposición, aunque en nuestra opinión todos olvidan que el envejecimiento es esencialmente un proceso mental y, como tal, puede revertirse. No obstante, no se crea el lector que tiene ante sí una tarea fácil, pues es una labor en la que han estado inmersas todas las civilizaciones mundiales antiguas y presentes con resultados casi siempre desmoralizadores. Entre estos métodos están las terapias del alma y la mente; en consecuencia, el deseo de vivir.

Todo esto me ha permitido elaborar unas conclusiones que el lector seguramente podrá aprovechar para conseguir, si no llegar a los 120 años, por lo menos prolongar sensiblemente el promedio de vida en el mundo, cifrado ahora en poco más de 80 o 90 años.

PRIMERA PARTE

CAPÍTULO 1

No hay envejecimiento, solamente cambio

Aunque el cambio hacia el envejecimiento afecta a todos los seres vivos, el proceso que nos lleva a ello es distinto en las diferentes especies, no existiendo una norma universal entre todas. Lo que en una sirve, en otra es insignificante. Si estudiamos a los elefantes, con un promedio de vida de 60-70 años –lo que no es poco para un animal tan enorme–, podríamos deducir que la razón de su longevidad está en dos factores: alimentación vegetariana y pocos depredadores que le puedan hacer daño. Si lo comparamos con un ratón –cuyo promedio es entre 5 y 10 años según sea blanco, negro o hámster–, son bastantes años, por lo que se puede deducir que en este caso su poca longevidad se debe a dos razones básicas: un estrés continuado y la gran vivacidad de sus movimientos. Pero si miramos a otras especies nos encontraremos que el mayor récord de longevidad lo tienen las ballenas de Groenlandia con 120 años (los mismos que podríamos vivir los humanos) y las tortugas de la isla Mauricio con casi 150 años. Estas dos especies tienen en común un factor decisivo: viven en zonas protegidas por el hombre y del hombre.

¿Consistirá el secreto en apartarnos a vivir a un lugar remoto, alejados de nosotros mismos? No parece razonable, puesto que el ser humano es gregario, necesita la pertenencia a un grupo, así que la razón para esa longevidad habrá que buscarla sencillamente en otras características, entre ellas su capacidad de adaptación al medio, su nivel de supervivencia. Aún más, podríamos asegurar que **la soledad es un factor negativo para la salud y la longevidad.**

Los científicos conjeturan que el proceso del envejecimiento y la longevidad se inician desde el nacimiento o poco después de éste, pero esto sería excluir como factores importantes a la genética (óvulo y espermatozoide) y al desarrollo del bebé en el vientre materno. Esto se debe a una cuestión estadística, pues se habla de longevidad a partir del día de nacimiento, y no desde la concepción. Quizá deberíamos tratar más y mejor a las mujeres embarazadas para asegurar la salud y longevidad del bebé, y no esperar a que nazca.

Etapas de la vida humana

Primera etapa

Desde que es engendrado un ser humano hasta que alcanza su madurez corporal a los 18-21 años aproximadamente, el individuo está sometido a un período de crecimiento intenso, de perfeccionamiento, no existiendo en esta etapa ningún cambio que le aproxime al envejecimiento. Todo se perfecciona y el organismo se hace cada día un poco más fuerte y eficaz.

La rapidez con la cual los tejidos gastados o deteriorados se reparan sigue asombrando a los científicos. Está claro que su organismo quiere vivir. Está en **plena evolución.**

Segunda etapa

Desde esa edad hasta aproximadamente los 40 años, el organismo se ha adaptado y, aunque no tiene la facultad de evolucionar con la misma rapidez que antes, puede mantener su plenitud con pocos cuidados. Esta fase de adaptación supone la estabilidad orgánica y es el momento del perfeccionamiento de nuestras mejores virtudes. El secreto no sería luchar contra las debilidades orgánicas, sino en dedicar todo el esfuerzo en potenciar aquello que por naturaleza es más poderoso. Es la **plenitud.**

Tercera etapa

Desde los 40 años hasta los 65, es cuando la vida pasada sale a relucir, cuando la naturaleza nos premia o castiga por nuestros actos anteriores. En estos años existe todavía un proceso de restauración y mejora, pues aunque los cambios estructurales ya no son posibles, sí lo son los procesos de adaptación. Nuestra maravillosa glándula suprarrenal habrá aprendido a adaptarse, a sobrevivir, siendo capaz todavía de frenar procesos acelerados de deterioro y estimular a nuestro organismo para que restaure las partes corporales no excesivamente castigadas.

Llegado a un punto, podrá dejar en suspenso una zona corporal apenas ya sin función, delegando esta misión a otra más poderosa. Es la **fase de adaptación.**

Cuarta etapa

Después de esa edad y hasta la vejez social (entre los 65 y los 80 años), existe un lento decaimiento, y en ocasiones los procesos reparadores ni siquiera pueden completarse. Las cadenas de aminoácidos no logran formar las proteínas adecuadas, y las enfermedades y el modo de vida anterior impiden con frecuencia que el individuo alcance una plenitud orgánica óptima. Nuestras células no saben ya cómo repararse con eficacia, quizá porque han perdido información. El mayor problema es que la persona asume la llegada de la vejez. Se acaba de declarar el **decaimiento orgánico.**

Quinta etapa

Finalmente, desde los 80 años aproximadamente comienza un período en el cual los tejidos dañados no se regeneran, siendo suplida su misión por otras partes orgánicas aún sanas, pero cuya consecuencia es la sobrecarga. Es la época en la cual se manifiestan de forma abrupta las consecuencias, buenas o malas, de la vida anterior, así como del estado emocional, los factores económicos, los valores culturales, religiosos, ambientales, nutricionales. Los factores negativos se pueden agudizar, si la actitud mental es inapropiada. Es el **período involutivo.**

¿Sexta etapa?

Si se superan con éxito las etapas anteriores, desde los 90 años en adelante tiene lugar un fenómeno orgánico extraño. Es como cuando después de quemar un bosque brota con fuerza alguna flor solitaria. Hay un renacer dentro de lo que aún perdura y el organismo encuentra nuevos cauces para mantenerse vital. La conciencia universal que se menciona en la metafísica hace su aparición con intensidad, y el individuo parece vivir básicamente con la fuerza de su mente, de su interés por dejar un legado en la vida. La sociedad comienza a manifestar interés por estas personas centenarias y el esfuerzo colectivo por hacerle la vida fácil suele tener éxito. Es la **integración** con el universo.

Equilibrio orgánico

¿Puede la terapia antienvejecimiento recomponer lo que ya está roto? Lo inmediato es asegurar que no, pero recapacitemos un poco. Si a lo largo de nuestra vida cualquier herida, profunda o superficial, ha sanado sin problemas y la mayoría de ellas ni siquiera han dejado una huella perceptible, las cicatrices de la vejez deberían poder seguir el mismo proceso. Una bronquitis o una cistitis solamente se convierten en crónicas si no las tratamos adecuadamente, del mismo modo que son tratables la osteoporosis, la hipertensión o la insuficiencia biliar, por poner unos pocos ejemplos. Le recuerdo que el término médico «enfermedades crónicas» es un eufemismo para describir las enfermedades «no curadas».

Si actuamos más sobre el síntoma que sobre la causa, las enfermedades ocultas por la medicación saldrán por otro camino. Además, con frecuencia se trata de un desequilibrio eminentemente energético, el cual afectará a las partes más debilitadas.

El concepto de medicina holística cobra una importancia decisiva en las personas muy mayores.

Visión peyorativa de la vejez

La cuestión es que asociamos vejez con el estado previo a la muerte, lo mismo que con la enfermedad, la dependencia, la soledad, una menor capacidad adquisitiva y la pérdida de status, circunstancias todas ellas mejorables y en ocasiones evitables. Esta valoración totalmente negativa condiciona indudablemente al anciano, y es un mensaje que suelen repetir con frecuencia las personas más jóvenes. De ahí la sobrevaloración que se hace de ciertos valores considerados positivos: juventud, trabajo, riqueza, etcétera. Desde esa perspectiva, el envejecer va en contra de la felicidad del hombre.

En una ocasión le pregunté a una persona más joven que yo: «¿Por qué crees que haber nacido después que yo te proporciona algún valor añadido?».

La alternativa a esa idea debe surgir de la misma sociedad, habida cuenta que las fórmulas que pueden ser válidas para los ancianos actuales pueden no serlo para los de otras épocas futuras, ya que las condiciones de vida diferirán enormemente en valores culturales, alimentación, ambiente, enfermedades y otros parámetros.

Prolongar la edad de vida laboral útil, en contra del deseo de la población de jubilarse cuanto antes, sería una idea perfecta para aumentar los años de supervivencia. Pero quizá no debería ser tan claro en este punto, para evitar ser criticado.

Así que, una vez planteado el envejecimiento como un proceso de transformación progresiva y la edad en la cual podemos alcanzar altas cotas de felicidad, debemos considerar esta época desde un punto de vista individual en lugar de un fenómeno social colectivo.

Si solamente lo hacemos desde la perspectiva colectiva, indudablemente las personas mayores de 65 años suelen suponer una carga, y con frecuencia un problema para la sociedad. Se les paga una pensión sin que devuelvan nada a cambio; se les cuida casi tanto como a los niños; su estado físico requiere mayor atención; en ocasiones son dependientes de la bondad ajena y, como añadidura, este proceso se agudiza con el paso de los años.

Planteadas así las cosas, no es extraño que consideremos la vejez como un mal. Pero esto es porque juzgamos a los miembros de una sociedad por su valor contributivo, por su aportación física y económica al resto de los componentes.

En este tipo de sociedad hay también miles de personas (políticos, legisladores, cuerpos de seguridad y funcionarios) que viven bastante bien gracias al sacrificio y el trabajo de la mayoría, lo que no ocurriría en una sociedad más individualizada. Los ancianos, pues, no son una carga, sino quienes legalmente deberían empezar a verse libres de soportar las cargas económicas que supone mantener la estructura del Estado.

Otra razón para que tengamos ese concepto tan pesimista sobre lo que supone ser un anciano es que estamos condicionados por nuestra idea del factor «tiempo», siendo éste el motivo que nos lleva a hablar de deterioro y no de cambio. Cuando hablamos de deterioro nos basamos en la utilidad de las cosas y las personas, del pragmatismo, pero en la naturaleza los cambios hacia formas de vida diferentes no implican dejar de tener una utilidad en el orden universal. ¿Deja de tener utilidad una manzana cuando se cae del árbol y comienza un lento cambio que luego será aprovechado por otras especies?

Para definir entonces el concepto de vejez habría que distinguirlo de su opuesto, la evolución o clímax, y que conocemos como desarrollo o también sucesión de cambios si hablamos de ecosistemas. Cuando un sistema cósmico o de la naturaleza es invariable o no se deteriora con el tiempo, entonces decimos que ha aumentado su antigüedad cronológica, pero no ha envejecido.

Pongamos por ejemplo el planeta Tierra, los mares o las propias pirámides de Egipto, sobre las cuales nos referimos siempre a ellas como estructuras antiguas, no como edificios envejecidos sin ningún interés. Así que quizá lo primero que deberíamos hacer es cambiar nuestra concepción de lo que significa «ser viejo». Simplemente dignificando la etapa de nuestra vida que comienza entre los 65 y los 75 años, revertiremos el envejecimiento. Aunque los seres humanos hemos asumido la senectud como etapa inevitable de la vida, deberíamos asumir solamente la muerte orgánica y tratar de que se produzca cuanto más tarde mejor. Llegado a este punto, el envejecimiento debería suponer una mejora en la sabiduría y la plenitud espiritual, con lo cual estaríamos a un paso de la felicidad, la meta de los humanos. Dejemos, pues, el concepto de envejecimiento como una cronología que figura en nuestro documento de identidad, no en nuestra mente.

La vejez y la mente

Nadie envejece por vivir;
sólo por perder interés en vivir.

Varios estudios concuerdan en que el 25 % de la vida está determinada por los genes, sobre los cuales la persona no tiene control y el otro 75 % por la epigenética, que corresponde a los factores medioambientales, que son modificables (dieta sana y actividad física), así como a los emocionales y sensitivos, quizá más importante que todos los anteriores. Aunque los científicos están buscando formas de extender los años de vida sana manipulando los genes «malos», deberían buscar más en nuestras habilidades psicológicas, en la felicidad para ser más concretos.

Indudablemente la epigenética da explicaciones sólidas sobre las diferencias en las expectativas de vida de los países, tal y como vemos en Japón (82,7 años), Islandia (81,8), Francia (81,2) y Canadá (80,7). No obstante, alguien debería analizar el grado de satisfacción y felicidad de esos pueblos, en lugar de pensar solamente en los factores externos.

Hay quien insiste en que dar 100 pasos por minuto durante media hora al día alarga la vida y posiblemente así sea, pero no olvide que la energía corporal hay que conservarla para algo más que la función muscular. Nuestras demandas energéticas tienen siempre unos destinos claros y preferenciales: cerebro, corazón y pulmones. Después estarían el resto de los órganos y sistemas, además del metabolismo, el mayor demandante de energía de todos. Así que dedicar la mayor parte de las reservas energéticas a la función muscular no necesariamente alarga la vida.

De acuerdo con la visión clásica de la medicina, todos los seres vivos estamos abocados al envejecimiento y el deterioro, pero la historia nos ha demostrado que los más sabios fueron personas muy ancianas, pues **la sabiduría va en aumento con el tiempo.** Por eso, la madurez es un período de la vida en que el mundo es percibido en su totalidad, es decir, se establece una mejor conexión entre el interior orgánico y el exterior.

Si una persona ejercita el cuerpo, su musculatura se mantendrá fuerte y su vitalidad permanecerá intacta a lo largo de su vida, aunque disminuya algo su capacidad de resistencia. Sus células musculares, los miocitos, solamente tenderán a la inmolación (apoptosis) cuando estén dañadas y necesiten renovarse. Aun así, las nuevas células procurarán mantener el equilibrio anterior a su deterioro.

Asimismo, el corazón humano cambia con la edad, perdiendo su elasticidad, bombeando menos volumen de sangre por latido, pero las enfermedades del corazón y el endurecimiento de las arterias, fenómenos considerados absolutamente normales con el avance de la edad hace tan sólo unas décadas, parecen hoy evitables, siempre y cuando la dieta y el estilo de vida sean los correctos. Y una consideración que le sorprenderá: el endurecimiento de las arterias, la arteriosclerosis, es un proceso defensivo del organismo para evitar que se rompan paredes vasculares que están al límite de su resistencia.

Lo que debemos buscar es un cambio orgánico reversible, hacia el estado anterior al deterioro celular, y esto implica el concurso de la mente. Tanta información tiene nuestro ADN, que los nuevos datos solapan los anteriores, con lo cual aquellos datos de nuestra niñez y juventud permanecen ocultos, y no logran que se realice una expresión genética eficaz. La experiencia anterior permanece oculta.

Lo que hace interesante la teoría antienvejecimiento es que no solamente se trata de un proceso orgánico, sino que debe de ser la unión entre el comportamiento de la conciencia y la vida saludable. Así que un psicólogo debería saber qué parte del estado emocional de su paciente le interesa más, si sus actitudes, sus creencias más profundas, o las sensaciones corporales.

CAPÍTULO 2

Cambios fisiológicos

El envejecimiento es un proceso biológico lento, diferente para cada persona, que aparece como consecuencia de la acción del tiempo sobre el ser humano, produciendo unos cambios significativos en dos etapas correlativas: una a partir de los 50 años, y otra a partir de los 65, provocando una serie de alteraciones que afectarán al aspecto físico, al psiquismo y a las relaciones sociales del individuo. Estos cambios, por supuesto, están magnificados o minimizados según el estilo de vida anterior, pudiendo entrar en una vejez manifiesta desde los 55 años, o apenas perceptible incluso cumplidos los 70.

Se nos ha dicho que comenzamos a envejecer desde el momento en que nacemos, pero esto es solamente cierto si contemplamos la vida como una línea recta, con principio y final, en donde hay una evolución orgánica, con aumento de las facultades, que nos llevará a una involución. Pero si consideramos al cuerpo humano como un elemento energético, el cual pasa por todos los estados de su existencia adaptándose a cada momento, tomando y cediendo energía, no parece razonable que aceptemos el concepto de decaimiento.

Qué duda cabe que hay cambios diarios, y que los esfuerzos físicos comienzan a ser en algún momento notables e incluso difíciles de superar, pero esto se debe más que nada a la creencia de que aquello que hicimos ayer hoy también lo deberíamos hacer y del mismo modo. Planteemos estos cambios de un modo pragmático: ¿para qué correr durante una hora si podemos caminar durante ese mismo tiempo?

Cuando decimos que alguien parece viejo a los 40 años y que otro es joven a los 70, ¿qué nos sugiere esto? Que **envejecemos en el tiempo, pero el tiempo no es la causa del proceso.** La acumulación de cambios en el organismo, que deterioran nuestras funciones y aumentan el riesgo de morir con el paso del tiempo, muy poco se relaciona con la edad, no es parte esencial de ella. Dos individuos de la misma edad sujetos a influencias ambientales similares no se deteriorarán del mismo modo. Cada cual lo hará en función de su fortaleza y de su capacidad de adaptación, un factor éste en el que incidiremos más adelante.

Cuando contemplamos a un antiguo monumento histórico, con detalles que nos hablan de su anterior esplendor y su posterior decadencia, nos parece recordar que ése es el destino de todos los seres vivos, pero no es ésta la conclusión que deberíamos sacar.

Los seres humanos no somos materia inerte, ya que tenemos la capacidad de autorrepararnos cuando eliminamos las causas del envejecimiento. Estamos intercambiando continuamente materia y energía con el medio externo, información en suma, y estos nuevos datos sumados a los anteriores nos deberían conducir a un nuevo ajuste orgánico.

Cuantos más datos analíticos posee un médico, más posibilidad tiene de poder curarnos acertadamente. Como médicos que somos de nosotros mismos y poseedores de la farmacia interna más eficaz posible, todo será un simple proceso de entrada y salida, de ingesta y excreción de nutrientes, de asimilación, eliminación o destrucción de las sustancias tóxicas o de desecho. Es lo que se denomina «metabolismo», el cual unido a la homeostasis, consigue que día a día podamos realizar la ingente cantidad de procesos que ocurren en nuestro interior sin que los percibamos. Los movimientos musculares conscientes, tan precisos y potentes que nos parecen, son solamente una minúscula expresión de lo que ocurre continuamente en nuestro interior. Junto a ello está el catabolismo, la destrucción de lo inútil o de lo que debemos eliminar para que otros organismos lo puedan aprovechar. La simbiosis universal debe seguir su curso con nuestra ayuda.

Todo este proceso de cambio viene determinado por la mitosis celular, un proceso continuado e ininterrumpido mediante el cual las células viejas se dividen y se subdividen en células similares, pero no se mueren.

Estamos siempre cambiando nuestro cuerpo, hasta tal punto que aproximadamente cada tres años ya no existe ni una sola de las células anteriores. Podríamos decir que somos un individuo nuevo, aunque aparentemente nadie lo diría. «Has cambiado para bien», es la frase que más nos gustaría oír.

Hay una antigua película *La fuga de Logan,* en la cual los habitantes de una ciudad deben acudir a renovarse al cumplir los 35 años, pues de no hacerlo morirán. Todos los habitantes esperan ilusionados ese momento, ya que al renovarse seguirán vivos, quizá eternamente. El final no es tan idílico, pero es fácil sacar la conclusión de que el guionista estaba enviándonos a todos un mensaje muy claro: si quieres vivir, renuévate.

Y si las células son capaces de renovarse cada segundo, cada hora, cada día o cada año, según el tipo, eso quiere decir que somos potencialmente inmortales, inmunes al paso del tiempo. Ni la enfermedad, ni la muerte son algo normal, pero alguna cosa debe ocurrir para que ambos males nos persigan desde que estamos en este universo. ¿Saturación crónica, desgaste o malos hábitos de vida? Nos es difícil creer que todo ello influye tanto, así que debe de haber algo más que explique esa tendencia a la muerte prematura y al envejecimiento.

La teoría de que solamente «depurando» nuestro organismo conseguiríamos ser muy longevos e incluso eternos es interesante, pero quizá tenga algún fallo que no vemos ahora.

En hipótesis, no sólo el proceso de envejecimiento puede retrasarse o detenerse indefinidamente, sino que también puede revertirse y restaurar la juventud, porque no es más que el proceso regular y ordinario de renovación celular que ocurre continuamente en la vida de todo organismo viviente. Pero, por supuesto, revertir el proceso de senectud en los jóvenes de manera que el envejecimiento ocurra más lentamente es más factible que rejuvenecer el organismo envejecido.

Deterioro o evolución natural

Según lo que percibimos envejecer implica deterioro, pero el envejecimiento precoz o acelerado no sólo es otra enfermedad crónica, sino que es la causa misma de cualquier mal. Como dijimos, pudiera ser un estado crónico de saturación de toxinas que deteriora la vitalidad celular, en el que se acumulan cambios patológicos en las estructuras celulares.

Asociamos vejez con enfermedad porque las perturbaciones se hacen crónicas y se acumulan con los años. Cuando vemos que las personas enferman y se degeneran precozmente, y lo admitimos de un modo natural, es ley de vida —decimos—, admitimos que nada podemos hacer para evitar esta espada de Damocles que siempre nos acompaña.

Es más, la mayoría de las personas se sienten felices y aplauden cuando los políticos construyen un nuevo hospital en su barrio o inauguran una residencia de ancianos; dos lugares a los que a mí no me gustaría acudir.

Si hemos admitido la enfermedad como parte de la vida, la ancianidad también la hemos asumido. Pero ambas son una anormalidad, un producto de una transgresión del equilibrio normal y natural.

En la actualidad, la mayoría de los bio/gerontólogos creen que no hay una sola causa del envejecimiento, sino muchas, y que es posible que varios mecanismos operen simultáneamente. La razón no puede ser tan compleja y el problema es que hay demasiadas personas investigando por su cuenta tras las paredes de los laboratorios. Quizá es que deberíamos atender más a la filosofía que a la biología, a la metafísica que a la física orgánica, o todo es cuestión de mecánica cuántica.

La primera cosa que nos deberíamos plantear es si tenemos por fuerza que envejecer y luego si es posible la inmortalidad. Habría otra, aún más subjetiva, sobre si envejecer es bueno o malo.

En el momento en que aceptamos la idea de que el envejecimiento es un proceso natural, nos damos cuenta de la importancia de la genética y el deterioro celular en la regulación del envejecimiento biológico.

Sin embargo, cuando observamos la longevidad característica de cada especie animal, en la que la herencia representa también un elemento importante (cada especie tiene ya su promedio de vida), vemos que también lo son los factores ambientales. Aun así, el concepto de herencia familiar debe ser cambiado por el de genética universal y en este campo quizá estemos diseñados para ser inmortales. Si esto es así, y es probable que por lo menos podamos vivir 120 años, ¿cuáles son las causas para no lograrlo?

Todos los seres humanos mueren y muchos alcanzan una edad avanzada antes de morir. En ellos, los síntomas de la senectud varían de una persona a la otra, casi tanto como su temperamento, su posición social o las circunstancias de su muerte.

Hay investigadores que se han interesado en estudiar cómo y porqué declina el sistema inmunitario en la vejez, causa que con frecuencia ocasiona una infección que conlleva a la muerte.

En nuestros días, la medicina previene o trata eficazmente las infecciones, las lesiones físicas o la malnutrición. Aun así, apenas si arañamos un par de años a la longevidad general. Sin embargo, lo que todavía no puede tratarse clínicamente es aquello que depende casi por completo de la energía cuántica del individuo y su forma de pensar. Temas ambos que trataré luego en profundidad.

Envejecimiento natural

Para comprender el envejecimiento, es necesario distinguir entre el envejecimiento normal y las enfermedades relacionadas con la vejez.

Aunque algunos hablan de un envejecimiento normal, es un término incorrecto porque implicaría que existe un envejecimiento anormal, y envejecer es simplemente cambiar, independientemente de los cambios que pudieran ocurrir.

Sin embargo, es necesario distinguir entre los cambios, deterioros o déficit respecto a la forma o funcionamiento óptimo, y los cambios normales que aparecen con la edad y no son enfermedades, y que ocurren en todo nuestro cuerpo a medida que envejecemos.

Los investigadores han creído que una buena manera de descubrir por qué envejecemos sería examinar la vida de los centenarios y de aquellos que consiguen vivir el máximo de vida humana, ahora cifrado en apenas ciento quince años.

Por desgracia, ellos no han encontrado ningún factor o conjunto de factores comunes que justifiquen su longevidad extrema, quizá porque siguen pensando que todo consiste en una droga milagrosa que podrían patentar y hacerles ricos. Eso es tan manipulador como hacernos creer que la felicidad se logra tomando un caro antidepresivo.

Lo que sabemos a nivel puramente fisiológico es que nuestro cuerpo modifica su composición a partir de la madurez así:

- Aumentando los depósitos de grasa.
- Disminuyendo la capacidad para retener agua.
- Perdiendo sales minerales en los huesos.
- Atrofiándose la masa muscular.

Ciertamente no son cambios demasiado importantes y solamente nos hacen pensar en que todo se traduce en una pérdida de adaptabilidad al medio, disminuyendo la capacidad de respuesta ante las enfermedades (infecciones, traumatismos etcétera), además de los cambios en el psiquismo. También es posible que la senectud haya llegado incluso al propio ADN, o quizá al ARN.

El individuo a lo largo de la vida va adoptando una posición conservadora, no queriendo asumir nuevos riesgos, volviéndose menos sociable en cantidad, pero mejor en calidad. Aunque esté deseoso de seguir valiéndose por sí mismo, con frecuencia debe acudir a la protección de la familia o los servicios sociales, momento en el cual comienza a asumir su vejez y con ello su desesperanza. Todos estos cambios, junto al cese de la actividad laboral, pueden ocasionar temor y angustia por su futuro.

Afortunadamente no está solo, ya que es consciente de que la población anciana es cada año mayor, con mejor calidad de vida, por lo que alberga la esperanza de ser considerado como un ser humano todavía útil, no un estorbo sin sentimientos.

Para eso, lo primero que tiene que hacer es apagar el televisor cuando escucha esas noticias, elaboradas por jóvenes políticos, en las cuales alertan sobre «los peligros del envejecimiento de la población». O sea, es peligroso envejecer, y eso que las guerras las declaran los jóvenes.

CAPÍTULO 3

Once aspectos para no ser un anciano

*Conseguiremos revertir nuestro
envejecimiento cuando comencemos a
imaginar las nuevas oportunidades que
nos esperan.*

1. Cambio de la percepción

Nuestra percepción –algo que se aprende– se basa en una interpretación material del universo. Nada extraño si tenemos en cuenta que la persona más admirada es un científico de nombre Stephen Hawking, quien solamente habla de materia cósmica y reniega de la metafísica. Sin embargo, la mayoría de las tecnologías se basan en elementos no perceptibles, como las ondas de radio, las imágenes que nos llegan desde todo el mundo a través de la televisión, los sonidos de voz de los teléfonos móviles y la descarga de datos procedentes de Internet. Percibimos el frío pero no lo vemos, como tampoco podemos tocar la energía universal, ni medir la longitud de una brisa. Así que deberemos cambiar también la percepción de nuestro físico como un conjunto de órganos y pensar en él como algo que tiene energía e información y se transforma continuamente.

En la antigüedad ser anciano era una virtud, una bendición de la naturaleza, un bien que nos reservaba el destino. Hasta hace pocos años los ancianos tenían los mejores puestos en la sociedad, en las familias y hasta en la política, pues su larga experiencia en la vida les había dado algo que solamente los años proporcionan: sabiduría.

Esta cualidad se confunde ahora con inteligencia y conocimientos, con titulación y prestigio social. Del mismo modo que tendemos a considerar más sabio al ingeniero agrónomo que al labrador (confundimos cultura con inteligencia), ahora creemos que ser joven es una virtud, y anciano, una desgracia. Observen qué hacemos ahora con los ancianos, con los jubilados laboralmente, y nos daremos cuenta hasta qué grado de estupidez ha llegado la población moderna con respecto a los ancianos.

La alternativa a un cambio para esta valoración debe surgir de la misma sociedad, habida cuenta que las fórmulas que pueden ser válidas para los ancianos actuales pueden no serlo para los de otras épocas futuras, ya que las condiciones de vida diferirán enormemente en cuanto a valores culturales, alimentación, ambiente, enfermedades y otros parámetros.

2. Tiempo

¿Cuánto dura una pesadilla realmente? En el cuerpo causal y en el plano del alma, no existe el tiempo. Con la meditación podemos ir hacia cualquier lugar sin tiempo, y desde allí observar el fluir de la realidad. Si el diálogo interno se mantiene en forma constante, se pueden realizar cosas tan asombrosas como entender la eternidad. Piense lo que podría hacer si supiera que va a vivir 120 años con la plenitud de sus facultades.

La metafísica aporta no pocas orientaciones en este sentido.

El problema actual es que esperamos de los viejos cosas que no les pedimos a los jóvenes, como por ejemplo inapetencias sexuales.

También asociamos la vejez con la menopausia, la jubilación y las enfermedades. Cualquiera que vaya a una consulta de la sanidad pública se dará cuenta que hay enfermos de todas las edades.

Por supuesto, que uno no puede escapar de estas referencias negativas salvo que nos vayamos a una cueva en el Himalaya, pero se puede salir de esto en cierto grado. Hay un esquema mental colectivo, el paradigma de la edad, que influye en la expresión local o biológica del envejecimiento, incluso en los ancianos. Cuando alguien bienintencionado intenta hacer algo espectacular por los ancianos, nadie le apoya. «Ya han tenido su oportunidad», alegan. Pero la principal razón por lo que la gente envejece y muere antes de lo biológicamente establecido es porque ve a otra gente envejecer y morir.

Nuevamente no nos queda más remedio que recordar lo negativo que supone para un anciano ingresar en un centro lleno de otros ancianos. Lo que vemos es lo que tendremos, lo que equivale a decir que somos el producto metabólico final de nuestras experiencias sensoriales y de cómo interpretamos esas experiencias.

3. Envejecimiento

Nuestra edad psicológica influencia nuestros marcadores físicos y biológicos.

Ella es la verdadera responsable del envejecimiento o de la plenitud. No vuelva a pensar nunca más en cómo será de viejo, ni mucho menos en su muerte.

Para sentirse vital cada día, además del cambio de percepción, es necesario que adopte hábitos de vida saludables, como descansar profundamente.

Aunque dormir en pareja es entrañable, quizá necesite tener una cama para usted solo. Lo que importa no es la cantidad, sino la calidad del sueño, y eso depende de las tres primeras horas. Son las más decisivas, así que consiga que nadie se las perturbe. Relájese antes de intentar dormir.

Una vez que hemos planteado el envejecimiento como un proceso de transformación progresivo y continuado, pero controlable, debe considerarse tanto un acontecimiento individual como un fenómeno colectivo. La población de personas mayores de 60-65 años en adelante, tomada como fenómeno colectivo, se traduce en un envejecimiento poblacional. Éste es el acontecimiento demográfico más importante del siglo XXI que ha comenzado hace unos 60 años y que constituye una preocupación para los gobiernos de los países desarrollados. Curiosa circunstancia, habida cuenta de que en los países no desarrollados los ancianos no constituyen mayor problema que el resto de la población.

Y es que en Occidente el anciano supone una carga económica para las arcas del Estado, al contrario que un joven que otorga dinero y al que en ocasiones se le devuelve. Es cuestión de productividad económica. ¿Produces? Sí, te cuido.

Según cifras de la ONU, organismo a quien también le preocupa que aumente el promedio de vida, en 1950 había en el mundo alrededor de 200 millones de personas de 60 años en adelante, y la cifra aumentó a 350 millones en 1975. Se previeron para el año 2000 alrededor de 590 millones y en el 2025 ascenderá a 1.100 millones, lo que equivaldrá al 20 % de la población total que se calcula para el mundo en esa época.

No se moleste en buscar en los debates políticos ningún dato favorable para este aumento de la población anciana, y eso que los mayores suelen ser personas que exigen poco, tienen algún patrimonio (dinero o inmuebles) que luego legarán a sus descendientes, y también acuden a votar cuando se les pide. Si el Estado les otorga una pensión, es porque antes ellos la dieron; así que solamente se trata de un trueque, no de un regalo.

4. Nutrición

El cuerpo necesita comer adecuadamente y para ello debe evitar los habituales errores de la alimentación. Hágase vegetariano en lo posible, beba agua embotellada en envase de cristal azul y no coma nada que no haya sido procesado por usted mismo. Además, coma muy poco, y nunca lo haga si está disgustado o irritado. Son unas soluciones tan baratas, que resulta desconcertante que no estén entre las recomendaciones de los médicos y políticos.

Procure que sus alimentos contengan los seis sabores básicos (astringente, dulce, amargo, salado, agrio y picante), que sean de temporada porque así contendrán todos los nutrientes y, si no está seguro de lo que le venden, tome suplementos nutricionales (multivitamínicos, minerales, antioxidantes...). Luego le aconsejaré unos cuantos.

¿Reduciendo el consumo de carne se podría alargar drásticamente la vida? Seguramente, ya que la alimentación vegetariana es norma en casi todas las personas longevas. La razón por la cual las personas comen carne tan a menudo quizá se deba a que los médicos carnívoros salen más veces en la televisión que los vegetarianos y naturistas.

El mismo concepto de alimento saludable, natural, está ciertamente viciado, especialmente desde que vemos en la televisión anuncios de chorizo «natural» y a médicos que publicitan lo saludables que son el jamón serrano y el vino. Así que deberíamos aclarar qué entendemos por un alimento saludable y natural. Lo de alimento sabroso es otra cuestión, pero de gusto.

Para que un alimento se considere «natural» debe proceder de la tierra, de los campos de cultivo. Y para que también lo consideremos saludable es necesario que su fuerza vital no deba haber sido destruida ni por el calor, los productos químicos, la radiación, el tiempo, la congelación o el refinamiento.

Las enzimas son la fuerza vital en los alimentos y se destruyen por el calor, lo mismo que cada célula de cualquier organismo vivo comienza a morir cuando se calienta a una temperatura de 41,5 grados;

recuerde que la mayoría de los alimentos humanos se procesan a mayor temperatura.

Dado que las células mueren a partir de esa temperatura, los alimentos están muertos si los calentamos. Esto incluye productos de panadería y los lácteos pasteurizados. A diferencia de los animales altamente evolucionados que suelen consumir alimentos vivos, muchas personas prefieren los elementos inorgánicos (muertos, sin vida). Estoy refiriéndome a la carne. Es como comer suciedad o rocas. La realidad es que comen cadáveres en los comienzos del proceso de putrefacción, con un mensaje de muerte y dolor grabado en su ADN. ¿Podemos entonces seguir considerando a la carne un alimento natural y saludable?

5. Coordinación cuerpo-mente

Ya hemos indicado que realmente somos una mente que dispone de un cuerpo para desplazarse, así que utilice ese potencial para planificar su vida.

Tiene que cuidar desde ahora más sus pensamientos que su cuerpo, lo contrario a lo que hacen aquellos que nunca llegarán a longevos. En las células está toda la información y la mejor forma de integración de ambos es a través de la meditación que produce un movimiento de la energía desde lo físico a lo mental.

Debemos percibir que formamos parte de un sistema universal, con una conciencia colectiva que nos mantiene unidos. Estas percepciones exteriores nos permitirán coordinar mejor todos los procesos biológicos de nuestro cuerpo, ayudando así a impedir el deterioro físico.

Todos somos víctimas de nuestros propios estereotipos sobre el envejecimiento y la salud. Aceptamos sin pensar claves culturales sobre la edad, la enfermedad y el envejecimiento, y estas señales dan forma a nuestro comportamiento celular y externo. El ADN celular, por tanto, se modifica siempre por nuestra forma de pensar. Si fuéramos capaces de soltar todos estos clichés negativos que dominan nuestro pensamiento, abriríamos un mundo de posibilidades que nos haría la vida más cómoda, productiva y longeva.

6. Ejercicio

Es vital y tiene capacidad para revertir simultáneamente los marcadores biológicos de la edad. Un ejercicio muy efectivo son 10 minutos de caminata suave, además de otros 10 minutos de estiramiento. Hay que realizar respiraciones profundas, poniendo más interés en la espiración, aprendiendo a movilizar de nuevo el diafragma, el músculo que utilizamos cuando éramos recién nacidos. Sistemas de ejercicios como el yoga, la relajación y el tai-chi son también buenos para recuperar la relación mente-cuerpo. Es muy importante que no se agote con su rutina deportiva. El ejercicio debe ser un placer, no un sufrimiento.

7. Eliminar las toxinas

No hay excusas para utilizar drogas, ni alcohol, ni tabaco. Si su médico le dice que el vino es bueno para la salud o que fumar tres o cuatro cigarrillos no le harán daño, cambie de médico. Otras toxinas no menos importantes son las emocionales, como el miedo, la depresión, el sentimiento de culpa y la pérdida de ilusión por el futuro. También le harán mucho daño aquellos pensamientos que proyecta contra los demás, como la ira, el rencor o la envidia. Intente desde ahora ayudar más que pedir ayuda, debe sentirse útil para los demás si quiere ser feliz y tener una razón para vivir. Quizá ésta sea la parte más difícil de lograr, pero si tiene una vida conflictiva emocionalmente al menos intente buscar momentos placenteros durante el día. La lectura, la música, la escritura y la pintura, lograrán que sus emociones negativas no le hagan demasiado daño.

8. Crear nuestra realidad

Es importante cambiar nuestros pensamientos y nuestra forma de percibir la realidad, haciéndola a nuestro modo. Los experimentos en neurología han demostrado algo difícil de explicar: cuando vemos un determinado objeto aparece actividad en ciertas partes de nuestro cerebro… pero cuando se pide al sujeto que cierre los ojos y lo imagine, la actividad cerebral es idéntica. Entonces, si el cerebro refleja la misma actividad cuando ve que cuando recuerda, ¿cuál es la Realidad?

Ambas parecen tener el mismo significado, posiblemente porque el cerebro no hace diferencias entre lo que ve y lo que imagina gracias a que están involucradas las mismas redes neuronales.

Así que, si para la mente es tan real lo que ve como lo que siente, la conclusión es que cada uno fabricamos nuestra realidad a partir de la forma en que procesamos nuestras experiencias, es decir, mediante nuestras emociones.

Por eso no hay modo de poder definir el concepto de realidad, pues todo es subjetivo. Si miramos el sol nuestros sentidos nos dirían que sale por la mañana y se oculta por la noche; pero la mente cultivada dice que nada se oculta ni sale.

Si contemplamos el mar, en la lejanía lo veremos tranquilo y sin la compleja vida interior. Una vez en alta mar, las olas embravecidas nos mostrarán otra realidad.

Si observamos un árbol desde diferentes puntos de vista –lejos, cerca, arriba, abajo–, lo que veremos será diferente y así lo valoraremos.

Del mismo modo, a las personas que conocemos solamente las valoramos desde nuestro punto de vista, por eso cuando somos juzgados por otros la apreciación cambia. Si cambiamos nuestra impresión real sobre el individuo que tenemos delante (por ejemplo: varón, 30 años…) y nos dejamos llevar simplemente por la palabra (a través de una grabadora), el enjuiciamiento cambia.

9. Amor

Dar y recibir amor estimula el sistema inmunológico. No viva solo, de modo egoísta; se volverá huraño si lo hace. Los tres niveles en que se expresa el amor son verbal («te quiero»), atención (escuchar al otro para entenderle) y afectivo (tocar, acariciar). La felicidad está en dar amor, no en pedirlo.

10. Flexibilidad y creatividad

Una biología eficaz es flexible en la conciencia y creativa para resolver los problemas. Antes de entrar en conflicto, piense en cómo resolverlo, no insista en la disputa como un ejercicio de poder. No se haga la víctima de las circunstancias, seguramente las habrá creado usted mismo.

La madurez es un período de la vida en que el mundo es percibido en su totalidad, es decir, que se establece una mejor conexión entre el interior orgánico y el exterior. Con la adaptación, lo que se pretende es un cambio orgánico reversible, hacia el estado anterior al deterioro celular, y esto implica el concurso de la mente. Lo que hace interesante la teoría del antienvejecimiento es que no solamente se trata de un proceso orgánico, sino que debe de ser la unión entre el comportamiento de la conciencia y la vida saludable.

11. Mente activa

Cada día es un reto para sus habilidades, así que póngase muchas metas en su vida, como quien sube una escalera que no tiene fin.

Mantenga su admiración por el mundo que le rodea, vuelva a reír como cuando era niño y aprenda a jugar, incluso a los videojuegos. Estudie nuevas materias, visite nuevos lugares y adéntrese en otros ambientes sociales. Usted no está envejeciendo, sino cambiando continuamente. Así que ¿por qué no matricularse en la Universidad para Mayores?

Sobre todo, no permita que le lleven a una residencia de ancianos. Si se está tan bien, que se vayan ellos, los mismos que dicen hacerlo por su bien. ¿Usted no cuidó de sus hijos cuando eran pequeños? Pues ahora que cuiden de usted.

CAPÍTULO 4

Metafísica del envejecimiento

Utilidad al equilibrio universal

Estamos vivos porque somos útiles.

Debemos admitir que nuestra existencia no es individual, que todos los seres presentes en el universo están interconcctados y que, de un modo no siempre claro, nos servimos de soporte unos a otros. La finalidad de la diversidad de especies es simplemente la supervivencia y el equilibrio del conjunto universal. **Estaremos donde estamos mientras seamos útiles a ese equilibrio.** Por eso, cuando un anciano repite reiteradamente que ya no sirve para nada, que lo mejor es morir, la naturaleza le concede su deseo y le aparta, dejando sitio para los individuos más jóvenes.

Pero no todo es tan aparentemente crudo, pues dentro de esa utilidad esencial, las mismas especies han adquirido un principio de solidaridad, frecuentemente de simbiosis, lo que permite que nuestro problema pueda provocar el interés de otros elementos vivos, sean humanos o microscópicos, y recibamos ayuda.

Este fenómeno existe de manera mucho más clara en nuestro organismo, cuando una parte del cuerpo enferma.

Todo el conjunto de células y órganos se ponen en acción para ayudar al enfermo, activando, frenando o sustituyendo el trabajo de la zona enferma.

De este modo, cuando el deterioro de la zona dañada es muy alto y quizá irreversible, otras zonas corporales suplen su misión en busca del equilibrio general energético.

Así, los problemas emocionales no resueltos o que están causando un daño serio reciben el soporte de todo el conjunto orgánico, razón por la cual ante un deterioro general resultan recomendables las terapias de revitalización inespecífica.

Con frecuencia, la ciencia médica cae en el error de tratar de modo insistente las zonas dañadas, por ejemplo los riñones o el corazón, incluso en aquellos casos en los cuales la enfermedad ya los ha invalidado, lo que solamente conduce a una muerte inminente.

Si nos dejáramos de preocupar tanto de las partes afectadas, del problema psicológico que motivó esa depresión intensa, y trabajásemos preferentemente en restablecer y potenciar la energía global del enfermo, el mismo organismo quizá conseguiría restaurar el equilibrio y la salud.

Renovar nuestra mente

Sabrás que eres capaz cuando puedas conseguirlo sin ayuda.
Sabrás que eres fuerte cuando puedas moverlo sin ayuda.
Sabrás que eres viejo cuando no puedas mantenerte erguido.
Sabrás que estás enamorado cuando te duela la ausencia.

Tenemos varios billones de células en perenne renovación, aunque habría que hablar mejor de en continua mitosis. Ello quiere decir que cuando se duplican se producen células genéticamente idénticas, con las mismas características y memoria que las anteriores. Sin embargo, en este proceso ya existe un pequeño deterioro, un envejecimiento que hace que la célula duplicada no sea exactamente igual, aunque este dato se puede emplear de forma beneficiosa, como veremos más adelante.

Esto es el fundamento del crecimiento, de la reparación tisular, pues, aunque las nuevas células son aparentemente iguales, adquirirán otras sensaciones y experiencias que las permitirán evolucionar, cambiar en lugar de envejecer.

En oposición a esta evolución celular, existen un 1 % de cada célula que nace ya deteriorado, así que si consiguiéramos que ese 1 % no se deteriorase, o que el 99 % dispusiera de una información que las impulsara a la renovación, a revertir el deterioro, podríamos rejuvenecer, cambiar nuestra personalidad o, al menos, mejorar nuestra salud.

Cuando una célula (en realidad, el conjunto de células) se duplica, dispone de todo el informe genético de la anterior, asumiendo sus errores, virtudes y experiencias. Si una vez duplicada, la persona modifica sus hábitos mentales y físicos que le llevaron a adquirir parte de sus características, la nueva célula comienza un proceso lento de cambio. En ese momento, el organismo del cual forma parte puede mejorar o empeorar, dejando nuevas señales y cambios para la próxima mitosis celular.

Igualmente interesante es la posibilidad de hacer recordar a las células de hoy las vivencias de antaño y el estado de salud que tenían, por ejemplo, a los 10 o 20 años, cuando la plenitud física estaba en su mejor momento y en continua perfección, cuando se vivieron épocas de felicidad.

Retrocediendo mentalmente en el tiempo a épocas pretéritas, podríamos introducir datos en nuestras células actuales que se mezclarían con los acumulados hasta entonces, en un intento de que recordasen cómo eran antes, tanto en cuanto a salud, como a su estado psíquico.

Cuando el recambio celular tenga lugar, estos datos rescatados del olvido quedarán ya introducidos de forma sólida, y comenzará un proceso de cambio mental y físico que dará lugar a una mejora en el estado corporal.

Visualice su vejez ahora que puede

Recordar el año de nacimiento
no hace a nadie viejo.

Pensemos por un momento en cómo nos gustaría estar físicamente dentro de unos años, visión que debe ir acompañada del adecuado ejercicio físico, respiración abdominal y dieta saludable. Esa imagen la mantenemos sólida en nuestros pensamientos día tras día, como emitiendo un mensaje —una señal— hacia las partes de nuestro cuerpo que queramos mejorar. El proceso que se establece lo podríamos denominar como «visualización», pero hay que explicarlo de un modo más racional.

Nosotros estamos enviando durante los meses que hemos establecido para el cambio mensajes continuados a nuestras células, no solamente a las células que teníamos al comienzo, sino a aquellas que se han generado por el procedimiento habitual de mitosis celular. Estas nuevas células son iguales que las otras, las viejas, y guardan toda la información anterior, pero disponen de algo nuevo que nos permitirá conseguir nuestro resultado apetecido: tienen una larga vida de semanas e incluso meses.

El proceso mental que hemos realizado les ha indicado que deben mejorar y ese mensaje lo llevaba grabado la anterior célula y, por tanto, ha sido copiado en la nueva. Todo está dispuesto biológicamente para el cambio, y el RNA será quien se encargará de enviar este mensaje.

Este hecho y los cambios necesarios que hemos realizado en nuestra vida (alimentación, ejercicio y respiración), además del propio proceso mental, darán como resultado unas células mucho más eficaces que las anteriores, y así durante meses o años.

No gestione su decrepitud

Es más interesante la mente que el
aspecto exterior, pero hay personas que
cuando deciden cambiar de vida lo
hacen, esencialmente, en su aspecto
externo y forma de divertirse.

Lo que hace la vida insoportable es sentir que somos presos de nuestro cuerpo, que no podemos tener control sobre él. Claude Bernand, un buen fisiólogo, dijo: «Nuestra libertad depende de nuestro equilibrio interno». Pero hay un aspecto que se considera erróneamente para lograr este equilibrio interno: no necesitamos estar relajados y aislados de problemas para estar sanos. Más bien, hay que admitir que necesitamos los problemas para que el proceso de adaptación se realice continuamente.

Por eso **muchos jubilados, una vez pasada la pequeña euforia inicial, comienzan a padecer multitud de enfermedades y ya solamente hablan de su vejez y futura muerte.**

Si alguien corriera una maratón sin que su tensión, ritmo cardíaco, metabolismo de glucosa y transpiración se elevaran por encima de lo «normal», se derrumbaría.

En la vejez, más que en ninguna otra etapa, necesitamos nuevos estímulos, nuevas aficiones y nuevos retos.

La Ley de la Atracción es básicamente una proyección mental hacia el futuro, hacia el mañana. Para que algo ocurra después, ahora debemos ponernos en marcha, y esto comienza por un proceso mental. Lo importante es el deseo de cambio, de superación, los anhelos no cuestionables, del mismo modo que no es posible que una semilla de jazmín se transforme en una rosa solamente por un capricho. El sol no necesita pedir permiso al universo para seguir generando energía cada día. Eso tampoco es cuestionable.

Si duda de que sus deseos se cumplan, no se llevarán a cabo.

El universo nunca retrocede a una situación anterior, sino que cambia. ¿Por qué empeñarse entonces en hablar de los años jóvenes?

Si puede recuperar el esplendor de entonces, adelante; en caso contrario, utilice los recuerdos como un estímulo, no como frustración de lo que fue y ya no puede ser. El pasado no nos debe servir de lastre y ni siquiera de escarmiento, pues el mundo del ayer no existe, ni en la más pequeña molécula.

¿Por qué utilizar algo anterior como referencia, si cuando hacemos esta reflexión ya no somos los mismos?

Dar gracias por vivir

Es importante que disfrutemos de lo que hacemos. Como dijo Mark Twain: «tu vacación y tu vocación deben ser la misma cosa», consejo que parece no calar en quien decide a los 18 años ser funcionario en una profesión que no le gusta. También se observa que la gente con diálogos internos muy egocéntricos, siempre hablando de sus necesidades, siempre en busca de quien les comprenda, ame, premie, aplauda, otorgue, no viven tanto como aquella gente en cuyo diálogo interior se pregunta ¿cómo puedo ayudar? ¿Cómo puedo ser útil? Es una idea de la biología totalmente diferente.

En las residencias de ancianos hay que introducir actividades mentales, espirituales y filosóficas, aunque de momento solamente se les pide que hagan crucigramas, jueguen a las cartas o realicen manualidades.

Quizá pronto puedan decidir sobre el menú para la semana siguiente, o la película que quieren que les proyecten.

Si cambiamos esta situación mediante la meditación, realizando ejercicios de respiración energética y con actividades que permitan conservar las cualidades físicas, nadie volverá a considerar un asilo de ancianos como un lugar de muerte y soledad. Estas actividades contribuyen a una mejor salud y longevidad, pero debe quedar claro que no estamos a favor de las residencias de ancianos, que suelen ser centros donde hijos aparentemente bien nacidos se desembarazan de sus padres.

Envejecimiento mental o físico

El cuerpo es, en realidad, una consecuencia de la energía inteligente que se renueva constantemente, pero esta renovación es poco entendible cuando nos damos cuenta de que nuestros vasos sanguíneos envejecen continuamente. Nuestras articulaciones tienen el mismo problema, al igual que el hígado, supuestamente que cambia sus células al completo cada seis semanas, pero la hepatitis del enfermo sigue ahí a pesar de esta renovación. Su ADN sigue conservando la información del deterioro y eso se debe a que, en la mayoría de los casos, fabricamos el mismo patrón energético anterior y creamos esa misma experiencia física, no hay nada nuevo que indique un camino distinto.

La enfermedad y la vejez serían, pues, más un proceso de información errónea que meramente físico.

¿Es entonces el envejecimiento un problema puramente mental? Los neurólogos dicen que tenemos unos 60.000 pensamientos por día (¿cómo los han calculado?), y si nos detenemos a meditar sobre esto no entenderemos por qué siguen siendo tan similares a los de ayer. Se siguen fabricando literalmente por hábito o por comodidad. De todas las cosas que hemos realizado hace un año, seguramente la mayoría las hemos repetido.

No hay muchas novedades. Así que tampoco podemos esperar que nuestras células deseen cambiar. Algo nos demuestra que no es tan sencillo. Si observamos un cáncer de pulmón en una radiografía y lo comparamos con el mismo cáncer de pulmón de hace seis meses, ¿estamos observando el mismo cáncer, físicamente hablando? No, porque el carbono, el nitrógeno, el hidrógeno, los átomos y las partículas que conforman ese cáncer son nuevos con respecto a seis meses atrás.

Así que, si dejamos a un lado la terapia de atacar duramente a ese cáncer (células inteligentes) mediante radiaciones y medicamentos, lo mejor sería pedirle simplemente que cambie, que se vaya o que deje de crecer, lo cual significa que tenemos que reestructurar el ADN, la información que ha llevado al desorden cuántico.

La idea es que dejemos de pensar en el cáncer, en el dolor, y lo hagamos en la salud. Piense en enfermedades y las tendrá. Aunque despreciamos mucho a los hipocondríacos, la mayoría de los enfermos lo son, si bien les cuesta admitirlo.

Cuando solamente vea bienestar en su futuro comenzará a generar su curación, aunque no crea que solamente pensando en ello lo conseguirá. No hay nada que menos nos beneficie que asumir la enfermedad.

La única verdad asumible es que seguimos vivos porque así lo queremos, si no estaríamos muertos a los pocos años de nacer.

CAPÍTULO 5

Renovación celular

Los seres humanos estamos compuestos por células que albergan en su interior el ácido desoxirribonucleico o ADN, una estructura de doble hélice compuesta por nucleótidos dispuestos en dos largas cadenas en espiral conectados mediante puentes de hidrógeno. Contienen la información genética (los genes) que permite el desarrollo y el funcionamiento de los organismos vivos conocidos, siendo responsables de su transmisión hereditaria.

Casi todas las células en el cuerpo de una persona tienen el mismo ADN, el cual se encuentra en su mayor parte en el núcleo de la célula (donde se denomina ADN nuclear), pero una pequeña cantidad también se puede encontrar en las mitocondrias (ADN mitocondrial). Las mitocondrias producen la mayor parte del suministro de ATP, que se utiliza como fuente de energía química, permitiendo el flujo energético de la célula al transformar la energía química potencial almacenada en ciertas moléculas, como la glucosa o los ácidos grasos, en energía química.

En el ADN humano, formado por cerca de 3 mil millones de bases, está toda la información necesaria para la construcción y el mantenimiento del organismo, similar a la forma en que las letras del alfabeto aparecen en un orden determinado para formar palabras y oraciones.

Una propiedad importante del ADN es que puede replicarse o hacer copias de sí mismo, lo que resulta crítico cuando las células se dividen, ya que cada nueva célula tiene que tener una copia exacta del ADN presente en la célula anterior. Si consiguiéramos que el ADN copiado fuera igual al almacenado con anterioridad, a épocas llenas de plenitud y salud, tendríamos ya el envejecimiento revertido.

Si hemos decidido revertir el envejecimiento hoy mismo, debemos enviar continuamente mensajes optimistas y de plenitud a nuestras células actuales, y así diariamente, para que en cada renovación celular la información grabada sea nueva. Con el tiempo, estas nuevas células, aunque iguales a las anteriores, dispondrán de toda la información anterior, pero también de nuestros mensajes actuales, los cuales permanecerán grabados hasta una nueva división. El proceso mental que hemos realizado les habrá indicado que deben mejorar y ese mensaje será copiado una y otra vez. Todo estará dispuesto biológicamente para el cambio, siendo el ARN quien se encargará de enviar este mensaje. Este hecho mental y los cambios necesarios que hemos realizado en nuestra vida (alimentación, ejercicio, visualización…) darán como resultado unas células mucho más eficaces que las anteriores, y así durante meses o años.

¿Está entonces en el pensamiento la clave de la longevidad?

El cuerpo humano renueva unos 500 billones de células por día. Alrededor de un 1 % de éstas son mutaciones dañinas y, por lo tanto, susceptibles de convertirse en células cancerígenas.

Posiblemente por ello todos tenemos células cancerígenas en el cuerpo continuamente, pero no enfermamos de cáncer porque el cuerpo sabe cómo deshacerse de ellas empleando esos recursos tan extraordinarios de que dispone.

Nuestro cuerpo tiene los receptores para elaborar o activar las sustancias que nos permiten estar vivos y luchar contra las enfermedades, pero de no ser así, siempre podemos emplear los numerosos recursos disponibles en el mercado gracias a las terapias naturales. Al tratarse de productos orgánicos, con vida y energía, nuestro cuerpo los reconoce como propios y sabe utilizarlos. La mayoría de ellos no van a suplir a los propios, sino que van a estimular la producción de elementos vitales en cada órgano. Si la receta es sabia, llegarán rápidamente al órgano que los necesita y así comenzará el proceso de autocuración, un proceso que no requiere ningún esfuerzo adicional.

Si tenemos en cuenta que en el universo no existe desgaste, solamente existen ciclos rítmicos de descanso y actividad y una transformación interminable, ¿por qué no pensar simplemente en transformarnos de nuevo en lugar de hablar de envejecimiento?

¿El planeta Tierra está mejor o peor por el simple hecho de llevar milenios rotando sobre su eje o de girar alrededor del Sol?

Sabemos que el promedio de vida está aumentando, lo mismo que el número de centenarios, por lo que será posible que dentro de poco se alcancen los 120 años de vida, y con buena salud. En sociedades muy longevas, como en Georgia, Rusia, la vejez es concebida a partir de personas que van haciéndose más sabias y más responsables. Allí, la conciencia colectiva tiene una noción distinta del envejecimiento, lo que es muy importante, ya que para alejar la prisión de la vejez, es necesario abandonar la visión social que concibe el avance de la edad básicamente como un paulatino deterioro físico y psicológico. Por eso, debemos admitir que **solamente llegan a centenarios aquellos que desean llegar.** Quienes asocian vejez con enfermedad, demencia y dolor, nunca llegarán a ser viejos saludables. Se programan desde jóvenes para no llegar a viejos con salud y plenitud. Atraemos lo que pensamos o tememos.

Ciertamente, no es posible retroceder la edad cronológica, aquella que figura en nuestro documento de identidad, pero sí es posible revertir el proceso de envejecimiento. Esto significa actuar sobre la edad psicológica (cómo nos sentimos y cómo percibimos el paso del tiempo) y sobre los 15 cambios biológicos que se desarrollan lentamente: subida de la presión sanguínea, ralentización del metabolismo, disminución de la densidad ósea, regulación incorrecta de la temperatura, aumento del contenido de grasa, disminución de la resistencia aeróbica, aumento del nivel de colesterol, disminución de la masa muscular, fuerza muscular mermada, niveles disminuidos de hormonas sexuales, baja tolerancia al azúcar, sistema auditivo empobrecido, visión torpe, sistema inmunitario poco eficaz y estado agrietado de la piel.

Pueden parecer demasiados factores negativos para que podamos controlarlos, pero luego veremos que todo es más fácil de lo que nos parece. El aspecto cognitivo, el más importante, se valora aparte.

Los científicos, enfrascados solamente en esos 15 factores de envejecimiento, intentan controlarlos y dar soluciones, y quizá lo consigan. A fin de cuentas, su finalidad no es altruista y el beneficio económico les empuja a aportar soluciones válidas.

Nuestro aporte filosófico es que, como sucede en el universo, todo es reciclable en el ser humano: las moléculas y células del cuerpo, las emociones y los pensamientos. Si cambiamos uno solo de estos factores negativos, la mejoría la percibiremos en el resto de ellos, así que al poco tiempo los avances serán espectaculares. Por eso le aseguramos que no es tan difícil mejorar el deterioro físico y ya hay algunas técnicas que se practican desde hace tiempo, como la mejora de la energía global del cuerpo, el control de las emociones, la afirmación de la autoestima y técnicas variadas de relajación. Si mejoramos la mente, mejoramos el cuerpo, aunque también podemos empezar al revés.

Envejecer no es enfermar, si bien la vejez va acompañada de ciertas patologías inherentes, pero no siempre está clara la frontera entre los cambios fisiológicos que aparecen por el proceso del envejecimiento, y aquellos ocasionados por la exposición al sol a lo largo de los años, a la contaminación, el humo, las dietas inadecuadas, el alcohol, el estrés, la falta de actividad física, etcétera, y lo que son enfermedades propiamente dichas.

CAPÍTULO 6

Teorías generales

El envejecimiento tiene posiblemente múltiples causas que se interrelacionan entre sí y que pueden afectar seriamente a órganos cuyas células apenas tienen capacidad de regeneración (como las células musculares cardíacas), en comparación con aquellos órganos cuyos tejidos son renovables (como la médula ósea, la piel y la mucosa gastrointestinal).

Hoy en día hay probablemente tantas teorías sobre las causas del envejecimiento como biogerontólogos; sin embargo, las teorías modernas sobre las causas del envejecimiento tienen sus raíces en ideas antiguas, que es útil tener en cuenta porque han influido en la manera actual de pensar a este respecto.

Por ejemplo, Francis Bacon, en el siglo xvi, argumentaba que el envejecimiento podía ser superado si los procesos de reparación que se producen en el hombre y en otros animales llegaran a ser perfectos y eternos. Son ejemplo de ello los procesos de reparación en la curación de las heridas, la regeneración de tejidos y la capacidad que tiene el cuerpo de recuperarse de una enfermedad.

Entre la diversidad de teorías que se han descrito para explicar las razones del envejecimiento (ninguna de las cuales se refiere a los aspectos metafísicos, cuánticos o psicológicos), hemos destacado aquellas sobre las que podríamos actuar con medios físicos o de tipo de vida.

Teoría del desgaste de órganos y tejidos

Esta teoría propone que cada organismo estaría compuesto de partes irremplazables y que la acumulación de daño en sus partes vitales llevaría a la muerte de las células, los tejidos, los órganos y finalmente del organismo. El cuerpo humano, al igual que una máquina, envejece debido al uso continuado y, como resultado de ello, las nuevas células llevan ya el propio desgaste anterior. En el caso de las células del corazón y del cerebro, el mal lleva a una muerte temprana.

Los trasplantes, aunque proporcionan alivio durante algún tiempo, no han podido evitar el deterioro general.

Se estima que los animales envejecen porque sus sistemas vitales acumulan daños por el desgaste o estrés de la vida diaria, y erosionan las actividades bioquímicas normales que se desarrollan en las células, los tejidos y los órganos.

El desgaste natural molecular afectaría directamente a las mitocondrias o centrales eléctricas que aportan la energía para todas las actividades celulares.

Hipótesis de Orgel

En esencia, su idea era que los errores en la transcripción del ADN conducen a errores en las proteínas que se acumulan con el tiempo y provocan más errores en la transcripción, lo cual crea un bucle de amplificación que, finalmente, mata a la célula y conduce al envejecimiento. Los errores en la reparación del ADN también podrían afectar a la precisión del flujo de información en las células. De hecho, las proteínas dañadas se acumulan con la edad, y las enzimas pierden actividad catalítica.

Esto puede conducir a la disfunción celular y la acumulación de otras formas de daño. Sin embargo, la hipótesis de Orgel ha sido considerada como poco probable por varias razones: la alimentación de aminoácidos anormales a los animales para aumentar el número de errores en las proteínas no ocasiona una vida útil más corta, ni los errores en la síntesis macromolecular tampoco parecen aumentar con la edad.

No obstante, algunas enfermedades relacionadas con la edad podrían deberse a defectos en las proteínas y acumular errores, por lo que la disfunción de proteínas en el envejecimiento es un posibilidad. Los proteasomas son complejos de proteínas que degradan otras proteínas y su expresión disminuye con la edad.

Autofagia

Es un proceso por el cual la célula digiere sus propios orgánulos y componentes. La disfunción de la autofagia se ha relacionado con trastornos neurodegenerativos.

Teoría hormonal

Las glándulas endocrinas envían a la sangre unos mensajeros químicos, las hormonas, que luego actúan sobre las células receptoras en el cuerpo. Estas hormonas regulan muchas de las actividades relacionadas con el metabolismo, la reproducción, la síntesis de proteínas, la función inmunitaria, el desarrollo y la conducta, y en grandes cantidades son capaces de acelerar o retardar los procesos de envejecimiento.

Hay una gran cantidad de cambios relacionados con la edad asociados a las alteraciones de factores hormonales, la menopausia es un buen ejemplo. Algunos niveles de hormonas bajan también en los varones cuando envejecen, aunque continúan siendo fértiles.

Los cambios en el hipotálamo y en el sistema endocrino en general dan como resultado una disminución de la secreción de hormonas como la tiroidea y los corticoides esteroideos, además de otras que luego detallaremos. Esta teoría se mantiene vigente desde que el doctor Voronoff empezó a emplear las glándulas de mono en el siglo xx.

Los estudios realizados con diversas técnicas demuestran que la desaparición o el deterioro de células hipotalámicas que liberan factores que promueven la secreción de hormonas hipofisarias, están implicados en el mecanismo de estas alteraciones.

De lo planteado anteriormente se desprende que hay que proteger a toda costa ese grupo de células minúsculas concentradas en la pequeña región que conocemos como hipotálamo. Si la protección no fuera posible, sería necesario el empleo de otras técnicas para tratar de suplantar las funciones perdidas.

Corresponde ahora analizar el mecanismo posible que culmina con la disminución celular a nivel hipotalámico y con la consiguiente presentación de alteraciones propias del envejecimiento. Una de las alternativas más probables es que, como consecuencia del estrés crónico mantenido, de origen físico o mental, se presentan alteraciones que finalizan con el deterioro de las células hipotalámicas. El estrés es una reacción compleja coordinada por el sistema neuroendocrino inmune, en la que el organismo puede adaptarse y responder a un estímulo muy intenso, pero el precio que se paga es muy caro ya que la energía que se utiliza en la respuesta al estímulo se repone sólo parcialmente.

En términos energéticos, si el estrés se mantiene de forma crónica, la pérdida resulta en un deterioro lógico que debilita al organismo, haciéndolo proclive a padecer enfermedades y acelerar, por tanto, el instante de la muerte.

Este efecto podría limitarse en gran medida empleando técnicas adecuadas de relajación más que productos farmacológicos, consiguiendo así un ahorro de energía sustancial ante las situaciones de sobrecarga.

Teoría de los radicales libres o de la oxidación

Esta teoría se basa en que los radicales libres producidos por la oxidación ocasionarían el envejecimiento de los cuerpos ricos en metales. La alimentación errónea sería una de las causas, pudiendo hacer el fenómeno reversible por el mismo procedimiento, salvo que se actúe muy tarde. Las dietas hipocalóricas con poca producción de radicales libres disminuyen la aparición de determinadas enfermedades y aumentan la longevidad en muchas especies.

Los radicales libres son moléculas inestables que tienen un electrón libre altamente reactivo, capaz de adherirse a las membranas celulares y de combinarse con algunos metabolitos químicos, interfiriendo por ello en los procesos de intercambio celular, lo que hace que los tejidos se vuelvan menos resistentes y que se acorten los ciclos vitales de los mismos.

La teoría descansa en que los radicales libres están involucrados tanto en la formación de los pigmentos de la edad, como en la formación de entrecruzamientos en ciertas moléculas y dañan el ADN. Se han visto también implicados en la formación de las placas neuríticas características de la demencia del tipo Alzheimer. La teoría de los radicales libres puede vincularse también a la teoría del ritmo de vida, a la teoría de la mutación y a la del desgaste natural.

Sobre esta teoría, hay evidencias experimentales que confirman que los radicales libres dañan la función celular y que están relacionados con las enfermedades asociadas con la edad como: aterosclerosis, artritis, distrofia muscular, cataratas, disfunción pulmonar, desórdenes neurológicos, disfunción del sistema inmune e incluso el cáncer.

Hoy en día, la teoría de los radicales libres ha sido ampliamente aceptada y sirve como fundamento de numerosas hipótesis que explican la participación de ciertas sustancias en la mutagénesis, cancerogénesis y en el envejecimiento.

La administración de antioxidantes a animales parece retrasar claramente la aparición del cáncer, las enfermedades cardiovasculares, las enfermedades degenerativas del sistema nervioso central y la depresión del sistema inmunitario. Es por ello que uno de los aspectos más interesantes del estudio de los radicales libres es lo que nos dicen no sólo sobre el envejecimiento sino sobre la prevención de las enfermedades, ya que en nosotros reside un enemigo interno que conspira para que se produzca nuestra muerte y que se hace más patente con la edad.

No obstante, no todos los radicales libres son perjudiciales, pues sabemos que las células del sistema inmune crean radicales libres para matar bacterias y virus, e incluso se comportan como «basureros orgánicos» que recogen todas aquellas partículas que no se pueden eliminar.

El organismo se encarga de producir los necesarios antioxidantes para su control, así que puede ser cuestionable la aportación de antioxidantes externos.

Los radicales libres y oxidantes –tales como el oxígeno singlete que no es un radical libre– son comúnmente llamados especies reactivas de oxígeno (ROS) que pueden dañar todo tipo de componentes celulares. Los ROS puede originarse a partir de fuentes exógenas, tales como luz ultravioleta (UV) y radiaciones ionizantes, y de varias fuentes intracelulares.

La idea de que los radicales libres son agentes tóxicos fue sugerida por primera vez por Rebeca Gerschman, y en 1956 Denham Harman desarrolló la teoría de los radicales libres del envejecimiento. Puesto que el daño oxidativo de muchos tipos se acumula con la edad, la teoría de los radicales libres simplemente sostiene que el envejecimiento es la consecuencia de los daños generados.

Para proteger contra la oxidación hay muchos tipos diferentes de antioxidantes, vitaminas C y E y enzimas como la superóxido dismutasa (SOD), catalasa y glutatión peroxidasa. Estas enzimas antioxidantes son capaces de degradar los ROS en compuestos inertes a través de una serie de reacciones químicas. La mera existencia en nuestro organismo de enzimas que evitan daños por ROS es un fuerte indicador de que son biológicamente moléculas peligrosas.

Además de los antioxidantes, algunas enzimas catalizan la reparación causada por ROS. Una de esas enzimas es la metionina sulfóxido reductasa A (MSRA), que cataliza la reparación de los residuos de metionina unidos a proteínas oxidadas por ROS. La deficiencia de citocromo también se ha asociado con trastornos neurodegenerativos, al igual que la deficiencia selectiva de la vitamina E.

Otra hipótesis es que las enfermedades mitocondriales afectan principalmente al sistema nervioso central debido a su alto consumo de energía. Es plausible que los ROS juegan un papel en la degeneración relacionada con la edad de los tejidos ricos en energía, tales como el cerebro, que también es más susceptible a los ROS debido a su abundancia de metales. Un estudio similar encontró que el SOD administrado desde la mediana edad atenúa el estrés oxidativo, mejora el rendimiento cognitivo y la calidad de vida en un 11 %. Más adelante hablaremos de esta enzima.

Teoría del envejecimiento programado

El biólogo Alemán August Weissman publicó en 1882 un artículo en el que sugería que la muerte programada era un rasgo genético desarrollado por la evolución (una adaptación) que había surgido gracias a la selección natural, porque producía un beneficio a la especie, aunque perjudicara a los individuos. Weissman pensaba que, eliminando los individuos más antiguos de la población, la muerte programada proporcionaba más recursos (como comida y hábitat) para los miembros más jóvenes. De esa forma se destinaba recursos a los animales más jóvenes, mejorando así la capacidad de evolución de las especies. Quizá olvidó que la experiencia de vida es el factor más importante. ¿Alguien pondría su cuerpo en manos de un aprendiz de cirujano?

Según esta teoría, y al igual que una batería, cuando nacemos nuestras células ya están programadas para morir a una cierta edad. Pero las baterías se reemplazan y el motor puede seguir funcionando.

Es digno de observar que:

• Las especies animales más grandes (y más lentas) tienden a vivir más tiempo que las más pequeñas (y rápidas,) lo cual no tiene relación con sus tasas metabólicas.

- Las estadísticas tienden a mostrar que hay algunas familias tradicionalmente longevas, lo cual sugiere que puede existir un gen de la longevidad y un aprendizaje.
- Paradójicamente, se ha descubierto el gen para una enfermedad caracterizada por el envejecimiento prematuro (síndrome de Werner).

La teoría del reloj genético insiste en que hay un número predeterminado de divisiones celulares, a partir del cual no hay nuevas células. Estudios con células en cultivo han mostrado que algunas de ellas con el tiempo pierden la capacidad de dividirse, pero no todas y las que sobreviven asumen las funciones de ambas.

Teoría de Hayflick

Apoyando esta teoría tenemos al Dr. Leonard Hayflick, quien también sugirió que las células se dividen un número limitado de veces variando en función de las diversas especies. Los fibroblastos humanos tendrían un número limitado de divisiones (más o menos 50), posteriormente dejan de dividirse y, por lo tanto, mueren.

Hayflick observó que la nutrición tiene un efecto en las células, ya que las sobrealimentadas se dividen mucho más rápido que las subalimentadas. La teoría de Hayflick implica la necesidad de enlentecer la división celular para aumentar el tiempo de vida.

Teoría de la utilidad social

Cuando una persona envejece sufre un proceso de desarraigo social, siendo apartado de las funciones anteriores que le hacían sentirse útil,

dándole a entender que está de sobra, que debe dejar su puesto a los más jóvenes. Esto, que parece cruel, es alentado reiteradamente por el Estado, que ofrece ayudas laborales y sociales a los jóvenes, hipotecas más ventajosas y permite las jubilaciones anticipadas.

Lo que parece cierto es que las personas que mantienen una actividad envejecen más tarde. En este sentido, hay que destacar la mayor longevidad de los artistas sobre los técnicos, pues es fácil que un escritor siga ejerciendo hasta el fin de sus días, lo mismo que un pintor o músico. Para ellos la jubilación no existe y la sociedad admite y promociona el arte a cualquier edad. Es más, un artista puede que alcance más reconocimiento en la vejez que en la juventud.

Teoría de las uniones cruzadas (cross-linking)

Se basa en la observación de que, con la edad, las proteínas, el ADN y otras estructuras moleculares desarrollan entre sí uniones inapropiadas. Estas ligaduras innecesarias disminuyen la movilidad y elasticidad de las proteínas y otras moléculas.

Normalmente, las proteínas dañadas son desdobladas por proteasas, pero la presencia de las uniones cruzadas inhibe la actividad de las mismas, por lo que estas proteínas dañadas e innecesarias no son descompuestas y pueden producir alteraciones importantes.

Algunas investigaciones apoyan esta teoría. Se ha observado que las uniones cruzadas del colágeno son responsables en parte de las arrugas y de otros cambios cutáneos asociados con la edad. También se piensa que la unión cruzada de las proteínas del cristalino cumple una función en el desarrollo de las cataratas. En otro estudio, trataron tejido de animales jóvenes con compuestos inductores de uniones cruzadas: el tejido cerebral pronto mostró similitudes con un cerebro más viejo.

Daño del ADN

El ADN, debido a su papel central en la vida, está implicado en el envejecimiento, y la hipótesis es que la acumulación de daños en el ADN causa el envejecimiento, tal y como explicaron Failla en 1958 y el físico Leo Szilard en 1959. Posteriormente los datos fueron revisados por Gensler y Bernstein en 1981, Vijg y Dolle en 2002, Hoeijmekers en 2009 y Freitas y Magalhaes en 2011.

Es bien sabido que las mutaciones/alteraciones del ADN a menudo parecen irreversibles y que las anormalidades cromosómicas aumentan con la edad en los seres humanos, daños que se acumulan en algunos tipos de células madre y puede contribuir a la pérdida de la función con la edad. Se han hallado correlaciones entre los mecanismos de reparación del ADN y la tasa de envejecimiento en algunas especies de mamíferos. Al contrario, la acumulación de daño en el ADN por la edad activa ciertas vías de señalización celular, como la apoptosis, que dan lugar a un agotamiento más rápido de las células madre que, a su vez, contribuye a un envejecimiento acelerado.

A pesar de los diversos mecanismos de reparación del ADN, el ADN dañado por las mutaciones puede conducir a la pérdida de células y la disfunción. Con la edad, esto ocasiona el agotamiento de las poblaciones de células madre y la pérdida de la homeostasis que impulsa el envejecimiento del organismo.

Nuevas pruebas también sugieren que el daño del ADN que contribuye a mutaciones y/o aberraciones cromosómicas, aumenta el riesgo de cáncer, mientras que el daño del ADN que interfiere en la transcripción parece contribuir al envejecimiento posiblemente a través de efectos sobre el envejecimiento celular y la señalización celular.

Si la teoría del daño en el ADN en el envejecimiento es correcta, entonces debería ser posible retrasar el envejecimiento mediante la mejora o la optimización de los mecanismos de reparación del ADN. Curiosamente, la sobreexpresión de telomerasa resulta en un aumento en la vida útil de hasta el 40 %.

A pesar de que los daños causados por los radicales libres al ADN nuclear siguen siendo una causa probada del envejecimiento, muchos defensores de la teoría de los radicales libres en el envejecimiento consideran que el daño oxidativo en las mitocondrias y el ADN mitocondrial es más importante.

Curiosamente, la interrupción de la reparación del ADN mediante la telomerasa mitocondrial dio lugar a un envejecimiento acelerado, lo que implica al ADN mitocondrial en el envejecimiento. Sin embargo, esto parece no estar relacionado con el daño oxidativo.

La interrupción de la reparación del ADN mitocondrial en los seres humanos ocasiona trastornos que afectan el sistema nervioso, a la fertilidad y a las enfermedades relacionadas con la edad y el envejecimiento.

Teorías de daños

La idea general que subyace en las teorías basadas en los daños del envejecimiento es que una lenta acumulación de daños, tal vez incluso desde la concepción, a la larga conduce a un fallo del sistema que puede ser visto como un fracaso de un órgano crítico como el corazón o el cuerpo entero. Es útil señalar, sin embargo, que algunos autores defienden que el envejecimiento es el resultado de muchas formas de acumulación de daños y, por lo tanto, que el envejecimiento es debido a una superposición de las teorías mecanicistas del envejecimiento.

Metabolismo de energía

Hay una relación entre la tasa metabólica, el tamaño del cuerpo y la longevidad. En resumen, las especies animales de larga vida son en promedio más grandes y gastan menos calorías por gramo de masa corporal que las especies más pequeñas y de corta duración.

La hipótesis de consumo de energía indica que los animales nacen con una cantidad limitada de alguna sustancia, la energía potencial o capacidad fisiológica, y cuanto más rápido lo utilizan, más rápido morirán.

En otras palabras, el envejecimiento tiene una relación directa con la velocidad a la que se vive, por eso debemos reconsiderar el papel de ejercicio físico y las ambiciones sociales en la longevidad.

Restricción calórica

Se trata de uno de los descubrimientos más importantes en la investigación del envejecimiento. A una menor cantidad de alimentos, la energía disponible para el metabolismo se destinará a partes orgánicas más vitales, en especial el cerebro y el corazón.

Telómeros y telomerasa

Un tema relacionado con el envejecimiento celular in vitro es el hecho de que los telómeros o secuencias repetidas de ADN y proteínas asociadas, presentes en los dos extremos de los cromosomas, se acortan cada vez que una célula se divide, y este acortamiento «cuenta» el número de divisiones que ha experimentado una población celular. Los telómeros protegen a los cromosomas, apoyan la trascripción exacta del ADN y se acortan durante la división celular. Eventualmente, el telómero es demasiado corto para permitir una nueva mitosis, lo que podría causar el fin de la capacidad mitótica o límite de Hayflick. Por el contrario, hay células inmortales que previenen el acortamiento de los telómeros gracias a la actividad de una enzima, la telomerasa. Se trata de las células cancerosas que son inmortales. Esta telomerasa se encuentra en casi toda célula cancerosa humana, pero las células humanas normales deben activarla.

La capacidad finita para dividirse en cultivo es una característica de todas las células normales. Se las cultive in vitro o in vivo son mortales, mientras que las células cancerosas son inmortales en ambas circunstancias. La apasionante conclusión es que se puede conseguir que las células normales también produzcan telomerasa y sean altamente longevas e, incluso, inmortales.

Los autores de esta teoría han sido galardonados con el premio Nobel.

CAPÍTULO 7

Factores de longevidad

Hace medio siglo, cuando se encontraron en un yacimiento maya los huesos atribuidos al rey Hanab Paka I, los antropólogos dijeron que correspondían a una persona de 40 años. Treinta años más tarde, tras lograr traducir la inscripción de la tumba, los expertos determinaron que se trataba de una persona de 80 años. Desfases como éste, frecuentes en el ámbito de la antropología, podrían deberse a que las técnicas utilizadas hasta ahora para determinar la edad de los huesos humanos no son todo lo precisas que deberían. Al menos así lo ha puesto de relieve un equipo de arqueólogos de la Universidad de Bradford, al norte de Inglaterra, según los cuales los ancianos que vivieron hace siglos podrían haber llegado a una edad mucho más avanzada de lo que se suponía hasta ahora.

Según estos expertos, las características óseas sobre las que se basan las estimaciones de edad —el desarrollo del esqueleto o el desgaste de huesos y dientes— pueden llevar a conclusiones erróneas. Si así fuera, resultaría muy posible que hayamos estado suponiendo erróneamente que nuestros más antiguos antepasados vivieron, por término medio, 30 años menos de la edad que alcanzaron en realidad.

Además, ¿por qué se determina el promedio de vida analizando unos pocos restos humanos? Es como si ahora dijéramos que el ser humano vive apenas 50 años porque hemos analizado los restos de una tribu de África. Allí, probablemente, ése es el promedio de vida, pero seguramente 1.000 kilómetros más allá, en Madagascar o Argelia, la esperanza de vida sea mayor.

Hay un factor que llama la atención y es que **en las comunidades más longevas los ancianos son venerados** y constituye un hecho loable alcanzar la calidad de nonagenario o centenario. Compare esto con los guetos (residencias) de ancianos, las jubilaciones en plenitud de la sabiduría y la glorificación del término «juventud» en las sociedades del primer mundo.

En aquellos antiguos pueblos de longevos la alimentación era natural y estaba exenta de productos químicos, y los individuos practicaban una actividad física moderada pero mantenida a lo largo de la vida, todo ello unido a la sensación de sentirse útil a la comunidad. Cuando vemos a los ancianos de nuestra época acudiendo a gimnasios donde se agotan físicamente y pagan por ello, y a otros miles acudiendo casi a diario a los servicios sanitarios en busca de la píldora que les mantendrá con vida, nos damos cuenta que de no cambiar estas rutinas no habrá manera de llegar a cumplir los 120 años prometidos.

Los estudios realizados en las comunidades más longevas del mundo, y algunos de ellos corroborados en animales de experimentación, permiten de forma general proponer 9 factores que influyen decisivamente, a la luz de los conocimientos actuales, en el porcentaje de la longevidad máxima que el individuo alcanzará. Éstos son:

1. Alimentación

Un investigador informó que la restricción calórica prolonga la vida porque incrementa la respiración, no porque se reduzca la cantidad de radicales libres de oxígeno, como se creía hasta ahora. Estos trabajos contradicen la teoría de que un menor consumo de calorías actúa haciendo más lento el metabolismo y, por tanto, generando menos radicales libres. En vez de conseguir un metabolismo más lento que lleve a un ritmo de respiración también más lento, la restricción del aporte calórico supone una respiración más rápida, así como el incremento de enzimas antioxidantes, consecuencia de un aumento en la respiración.

La alimentación excesiva, además, ocasiona que la energía disponible deba centrarse en el proceso de la digestión, en lugar de emplearse en las funciones vitales de respiración y circulación. Basta recordar el sopor que se siente después de comer, para comprender cómo el cerebro se ve privado parcialmente de oxígeno a favor del aparato digestivo. Más alimentos, menos energía. Indudablemente, una paradoja.

Restricción calórica con nutrición adecuada

La restricción calórica con nutrición adecuada fue investigada inicialmente por Roy Walford. Después de años de experimentación en animales de investigación sobre longevidad, propuso una dieta alta en nutrientes pero baja en calorías. Esta plausible teoría es el método más fiable y estudiado para extender el lapso de vida. En numerosos estudios, la restricción calórica en animales de laboratorio ha mostrado que puede prolongar el tiempo de vida hasta en un 60 %.

Las personas que siguen una dieta nutricionalmente correcta pero baja en calorías presentan varios posibles marcadores de longevidad, tales como menores niveles de insulina y temperaturas corporales reducidas, además de un menor daño cromosómico.

Aunque la restricción calórica parezca ser muy eficaz para promover la longevidad, el problema es que la mayoría de las personas la encuentra impracticable: mantenerla durante años parece una empresa poco apetecible y muy dura. Como resultado de este hecho, las investigaciones avanzan para tratar de descubrir los mecanismos exactos que promueven la longevidad para intentar encontrar nutrientes o medicamentos que mimeticen la restricción calórica, para gozar así de sus beneficios sin sufrir sus inconvenientes.

Los últimos hallazgos apuntan hacia el resveratrol, que parece utilizar las mismas vías y mecanismos que la restricción calórica. Sin embargo, el hecho de que se encuentre en grandes cantidades en el vino tinto nos hace dudar de la veracidad de estas conclusiones. Quizá lo único que se pretende es vender como saludable una bebida que, en principio, no lo es por su contenido alcohólico. Si quiere resveratrol, coma uvas.

Lo que parece seguro es que la restricción calórica minimiza la cantidad de glucosa que entra en las células y disminuye la generación de ATP. A priori, algo no deseable.

Sin embargo, los investigadores han propuesto diversas explicaciones de por qué la interrupción del proceso de la glucosa y la producción de ATP puede retardar el envejecimiento. Una posibilidad relaciona la maquinaria de producción de ATP con la emisión de radicales libres, que se considera que contribuyen al envejecimiento y a las enfermedades relacionadas con la edad, como el cáncer. La operación reducida de la maquinaria debería limitar su producción y, por lo tanto, minimizar el daño. Otra hipótesis sugiere que la disminución del procesamiento de la glucosa podría indicar a las células que la comida es escasa (aunque no lo sea) e inducirlas a actuar en un modelo antienvejecimiento que enfatiza la conservación del organismo.

Lo que se ha comprobado es que la restricción calórica alarga la vida de un amplio espectro de organismos. De hecho, es el único régimen que se sabe alarga la vida de mamíferos como ratones y ratas.

La teoría convencional sostiene que conservar energía y vivir dentro de los medios proporcionados por un aporte alimenticio limitado hace que el metabolismo corporal se reduzca.

Se trata de uno de los descubrimientos más importantes en la investigación del envejecimiento. Algunos estudios sugieren que la RC puede extender la vida útil sin reducir la tasa metabólica, simplemente por tener una temperatura más baja. Es probable que el metabolismo de la energía desempeñe un papel en el envejecimiento, y una hipótesis es que el metabolismo de la energía está vinculado a la señalización de la insulina.

Un ejemplo sencillo de entender cómo el consumo excesivo de alimentos ocasiona menos longevidad sería comparar el cuerpo humano con una máquina de carbón antigua: si se le añade exceso de carbón –más calorías–, no sólo rendirá menos, sino que a corto plazo terminará deteriorado. Además, y esto es importante, cuando comemos parte de la energía disponible es empleada en el propio proceso digestivo, así como también parte del oxígeno disponible, y todo el sistema orgánico –circulación, transmisión nerviosa, sistema endocrino, etcétera– se involucra en digerir los alimentos y posteriormente metabolizarlos. El resto del organismo debe esperar. Y si el proceso lo repetimos tres veces al día, incluso cinco, en cantidad abundante, y así durante todos los días, el déficit energético se manifestará pronto.

Fíjese que hemos incluido un dato que posiblemente no ha tenido en cuenta: conservar la energía para algo más que la digestión de los alimentos.

Bien, luego veremos lo importante de ello, especialmente en una época en la cual el ejercicio físico parece ser la mejor alternativa para llegar a ser longevo, aunque mucho nos tememos que ahora se hace solamente por cuestiones estéticas.

Una reducción de un 30 % en las calorías consumidas es difícil de mantener en la mayoría de personas, pero ésta es la cifra que hay que perseguir. Si hubiera alguna forma de cambiar el metabolismo humano, de tal manera que se utilice más comida para la respiración y menos para el almacenamiento de grasas, viviríamos más tiempo y estaríamos más delgados.

Los datos experimentales coinciden en que la reducción de calorías en la dieta es un factor que influye decisivamente en el tiempo de vida máximo a alcanzar y, aunque no es el único, puede ser el más fácil y económico de llevar a cabo. Aun así, la alimentación debe contener los nutrientes necesarios: carbohidratos, grasas, proteínas, vitaminas, minerales, enzimas, ácidos grasos, antioxidantes y oligoelementos.

Las proporciones que se requieren deben ser equilibradas según la edad y existen tablas de nutrientes esenciales en la dieta y del contenido de nutrientes que poseen los alimentos que ingerimos.

No se fíe demasiado de ellas, pues la mayoría de los datos corresponden a alimentos examinados años atrás, y en ocasiones están manipuladas para inducir al consumidor a que coma lo que existe en el mercado.

El conocimiento de este aspecto no es tan profundo como el anterior; pero en lo que existe más coincidencia es en reconocer que la forma más natural de ingestión de los alimentos está correlacionada con la salud del individuo y con la longevidad máxima que se alcance.

En nuestra especie, independientemente de las individualidades (aunque existe una gran controversia en torno a ello), las condiciones de nuestro aparato digestivo recuerdan más al de los herbívoros que al de los carnívoros. Debemos recordar que el ser humano se hizo omnívoro para sobrevivir, no por necesidad biológica.

Aunque se insiste en nuestra condición de omnívoros, un sencillo recorrido por nuestro aparato digestivo nos indica las diferencias más importantes: los carnívoros no tienen enzimas digestivas en su saliva, al contrario que los humanos, que tenemos amilasa, la cual ayuda a romper los carbohidratos complejos. Los perros tienen un tracto digestivo cuya longitud está entre un tercio y un medio de la longitud del de los omnívoros. Esta cortedad está diseñada para la adaptación a una rápida digestión de la carne cruda y huesos. Su mandíbula, además, es larga, prevista para ejercer un efecto palanca importante.

Los carnívoros, además, tienen una concentración mucho más elevada de ácido clorhídrico en el estómago para romper las proteínas y matar bacterias peligrosas. Su acidez en el estómago es inferior o igual a un pH 1, mientras que el estómago de los humanos tiene un pH entre 4 y 5.

Lo que ha ocurrido es que los seres humanos han tenido que sobrevivir reiteradamente a períodos de hambruna, viéndose obligados a comer cualquier alimento que estuviera a su alcance, al menos hasta que la agricultura se hizo eficaz. Una vez que dispuso de los suficientes alimentos vegetales, el consumo de carne era ya una costumbre y un comercio rentable que se consolidó.

Por lo tanto, podemos considerarnos que somos aproximadamente un 80 % vegetarianos con un 20 % de no vegetarianos; pero no somos carnívoros, aunque para sobrevivir hemos tenido que comer mamíferos.

A partir de los 60 años de edad, las necesidades más imperiosas se centran en los aminoácidos, oligoelementos, ácidos grasos y antioxidantes. Las grasas no deben superar el 15 % de la dieta total y esencialmente de características poliinsaturadas. El consumo de proteínas, y puesto que la destrucción de tejidos a estas edades es muy alta, debería aumentarse hasta un 35 %, junto con la cantidad de agua.

La menor eficacia del sistema renal para depurar el ácido úrico obliga a una disminución drástica de las proteínas de origen animal de menor utilidad neta que las procedentes de los vegetales. Aunque el valor biológico de la carne sea superior al de los vegetales, suponen un mayor esfuerzo metabólico para el organismo. Sin embargo, las que se encuentran en los cereales integrales y, a pesar de tener una calidad biológica inferior a la carne, son mejor aprovechadas por su buena disponibilidad neta. Una suplementación en aminoácidos esenciales y no esenciales podría ser recomendable, ya que a partir de ellos el organismo fabricaría las proteínas necesarias.

A esas edades vuelven a tomar protagonismo los hidratos de carbono complejos presentes en los cereales, tal y como ocurre en la niñez. Las papillas, los cereales en el desayuno e incluso los azúcares naturales como la miel, la melaza y el azúcar moreno integral serían altamente recomendables en la vejez.

Sobre la importancia de las frutas destacamos en primer lugar la reina de todas ellas, la manzana, seguida de las uvas, las peras, los dátiles, los higos y la piña, tesoros de la naturaleza. Siempre bien maduras.

Finalmente, los frutos secos constituyen un recurso para las personas inapetentes, pues en cada uno de ellos está todo lo necesario para la vida. El problema es que, al tratarse de alimentos concentrados, requieren una larga masticación que no siempre es posible. Triturarlos previamente sería una buena solución.

Lo cierto es que la ingestión de los alimentos está correlacionada con la salud del individuo y con la longevidad máxima que se alcance. Si tenemos en cuenta que para estar sanos deberíamos comer un 80 % de vegetales y solamente un 20 % de otros alimentos, es fácil llegar a la conclusión de que ahora estamos haciendo las cosas mal. Es más, ese escaso 20 % podría estar constituido por pescados o productos del mar, lo que dejaría a la carne en una anécdota. Pero ahora, obviamente, la alimentación no es así.

Otra cuestión importante está relacionada con la ingestión excesiva de alimentos previamente procesados y otros en conserva, lo que hace que incluso aunque sean de procedencia vegetal no estén exentos de peligro. El agua presente en los vegetales crudos está viva, lo mismo que sus enzimas, pero el calor de la cocción logra convertirlos en elementos muertos.

Aunque queda mucho por precisar en este asunto, se puede concluir que una alimentación que promueva la longevidad deberá tener las siguientes características:

- Reducción en calorías. Entre 1.600 y 2.000 diarias.
- Poseer todos los nutrientes esenciales para cada edad. Entre ellos: oligoelementos, ácidos grasos esenciales, antioxidantes, aminoácidos y vitaminas.
- Estar exenta de tóxicos naturales o artificiales.
- Proceder de la tierra de cultivo, aunque se admiten las algas.

2. La actividad física

La actividad física desarrollada por los músculos esqueléticos produce efectos en todo el organismo y en los órganos, como por ejemplo en el aparato respiratorio y cardiovascular, así como en los sistemas de control (sistema nervioso, endocrino e inmunológico). Además se produce un conjunto de cambios en el metabolismo, siempre que esta actividad sea mantenida a lo largo del tiempo. La intensidad y el tipo de ejercicio serán los factores más importantes.

Todos estos cambios que se van produciendo hacen al organismo más resistente, aunque deberíamos pensar si también más longevo y fuerte. Durante los años de la plenitud muscular (no involucra también la plenitud orgánica), el cuerpo padece menos enfermedades, pero posiblemente se deba más a la edad que a la fortaleza muscular. Es importante tener este dato en cuenta.

Probablemente la cuestión estriba en que no hay datos experimentales concluyentes en cuanto a la actividad física requerida para provocar los ajustes metabólicos que promuevan una vida larga y saludable. Los resultados son contradictorios en este sentido. No obstante, muy probablemente se trate de buscar un equilibrio entre todo o nada, vida sedentaria o maratones de gimnasia agotadora.

Mucho ejercicio deteriora la salud y perjudica seriamente la longevidad, y nada ocasiona una mala adaptación y, como consecuencia, una peor salud en general.

La sobre-actividad física provoca desgaste del organismo, los tiempos de descanso no logran recuperar el equilibrio energético y, poco a poco, se deteriora la salud.

Cuando vemos a las personas corriendo intensamente por un parque, incluso en días de mucho calor, y a otras cientos en las cintas de cardiovascular instaladas en serie en los gimnasios, nos damos cuenta de hasta qué punto la gente asocia esfuerzo físico agotador con salud y belleza. Pero esto no es cierto. Hasta tal punto no es así, que un jugador de fútbol profesional que tenga 30 años y lleve practicando ese deporte desde los 15 años, tiene una composición celular similar a una persona de 50 años. Y eso a pesar de que se le considere fuerte y hasta bien formado muscularmente; pero es que la salud no va paralela con la fortaleza muscular.

Con el tiempo, cuando al organismo se le exige reiteradamente el máximo se deteriora, incluso más que si no hiciera ninguna actividad física extra.

Con una energía vital (Chi) incapaz de cubrir las necesidades generales a favor del sistema muscular, el organismo se debilita y resulta más proclive a padecer enfermedades degenerativas.

Las investigaciones, los estudios y las observaciones realizadas en las comunidades longevas sugieren la necesidad de una actividad física mantenida diaria, que no exceda demasiado las posibilidades del individuo, ya que entonces provocaría un sobreentrenamiento que sería dañino.

La pregunta que nos suelen hacer es qué deporte es el más recomendable para aunar fortaleza, belleza física, salud y longevidad, pero la respuesta no es sencilla, teniendo en cuenta todas las cualidades que debemos mejorar, entre ellas: resistencia aeróbica y anaeróbica, rapidez, elasticidad, flexibilidad, coordinación, precisión, equilibrio y potencia muscular. La recomendación es que practique la actividad física que más le guste, pero evite competir, sobreentrenar, y efectúe una larga sesión de estiramientos al finalizar.

3. Los tóxicos

Hay muchas sustancias que pueden ser tóxicas para algunos individuos y pocas que resulten tóxicas para todos.

Esto pone de relevancia la individualidad bioquímica que poseemos, similar a las huellas dactilares. Entre los candidatos a tóxicos se encuentran, por ejemplo, el alcohol, el tabaco y la mayoría de los medicamentos. Solamente la tolerancia personal a ellos hace que sean más o menos perjudiciales.

Existen otras sustancias que son elementos tóxicos en un número reducido de individuos o en determinadas situaciones en un mismo individuo, lo mismo que otros lo son por reiteración en su uso o contacto, tal y como ocurre con los metales pesados y los aditivos. Se cumple entonces el axioma de que «No hay tóxico ni dosis letal, sino sensibilidad a ese veneno».

Corresponde, por tanto, a cada persona investigar si aquellos candidatos a tóxicos lo son en una dosis determinada para ellos o si algunos elementos que son utilizados comúnmente (alimentación, ingestión) considerados como inocuos resultan tóxicos en su caso individual. Éste sería el caso del café o el gluten.

4. El ambiente natural

La presencia de una atmósfera saludable con abundantes árboles, como ocurre en las comunidades longevas, favorece el desarrollo de la vida individual y las personas son menos atacadas por los tóxicos o los microorganismos.

En las condiciones actuales no es posible habitar en los bosques, pero sí adquirir hábitos que conlleven las visitas a estos lugares, siempre que sea posible. La acción colectiva de la comunidad puede contribuir a recuperar algunas características naturales que han sido perdidas con la civilización, como por ejemplo: sembrar árboles o instalar jardines.

La cercanía del mar, algunas veces considerada dañina y que acelera el proceso de envejecimiento, resultará beneficiosa si evitamos la exposición excesiva a los rayos solares.

Los rayos ultravioletas provenientes del sol en una exposición breve garantizan las síntesis de la vitamina D, pero en cantidades mayores incrementan la predisposición a padecer cáncer de piel, con lo que se reducen las posibilidades de vida larga y saludable. En este sentido, un país soleado como España no debería contribuir a una gran longevidad, pero simplemente evitando la exposición directa al sol y la permanencia prolongada en las playas, conseguiremos aprovecharnos de sus beneficios y no someternos a sus efectos dañinos.

Sabemos que una exposición directa y continuada de 12 horas diarias a los rayos solares del verano es capaz de comprometer la vida, pero también que la exposición alternativa puede ocasionar un aceleramiento de la vejez simplemente por acumulación de radiación solar.

Por tanto, las personas que en su afán por estar bronceadas se someten todos los veranos a largas horas de permanencia al sol, e incluso aquellas que lo hacen en las cabinas de rayos UVA, se provocarán una aceleración irreversible en el proceso de envejecimiento, no solamente cutáneo, sino interno.

Después del verano, la piel de una persona que haya pasado largas horas en la playa ganará más arrugas que en todo el resto del año.

5. El ambiente sociocultural

La sociedad en que habitamos influye de forma decisiva. En las comunidades longevas no se considera la ancianidad como un problema social, puesto que convertirse en anciano constituye un acto honorable. Nadie siente lástima por ellos, sino orgullo y admiración.

En Abkhasia (Rusia) se realizan fiestas al llegar a los 90 y 100 años, se otorgan condecoraciones, no con el propósito de que las lleven a la tumba, sino que sirvan de estímulo para el resto de la comunidad.

Estas peculiaridades se reproducen en las restantes comunidades longevas, a las que corresponde definir qué aspectos deben reforzarse y cuáles deben ser eliminados, con el objetivo de que el ambiente sociocultural favorezca el surgimiento de nuevos centenarios.

La sociedad occidental, por el contrario, no dignifica al anciano y las ciudades están pensadas para los jóvenes, así como un los reclamos de ocio, vestimenta y comida en restaurantes.

El número de personas mayores de 65 en España es ya de 9 millones, pero apenas se les tiene en cuenta, quizá porque no protestan.

6. Sueño y descanso

Si bien es cierto que se requiere una actividad física mantenida para desarrollar la adaptación continua al medio ambiente cambiante, los cambios requieren de un período de reparación y de reajuste para evitar desgastes. El sueño y el descanso proporcionan esta función necesaria y son, a su vez, un indicador de cómo marchan las cosas en un individuo.

El sueño reparador tiene características rítmicas y no depende tanto de la duración en el tiempo como de su calidad. Los centenarios refieren tener un sueño reparador y no presentan en general trastornos del sueño. Duerma siempre en un ambiente oscuro y procure lograr silencio absoluto las tres primeras horas. Las siguientes solamente sirven para afianzar el descanso muscular.

7. Herencia

Las características individuales presentan una base hereditaria en la estructura y funcionalidad de los órganos y sistemas, así como en los procesos metabólicos a nivel celular, los cuales están expuestos a los efectos negativos del estrés. Existen, por otro lado, algunas enfermedades hereditarias que aceleran el proceso de envejecimiento, entre las más comunes destaca la diabetes y entre las más raras, la terrible Progerie, en la que los individuos envejecen más rápidamente y a los 10 o 20 años son completamente ancianos. Otras predisposiciones a enfermedades como el cáncer o las afecciones cardiovasculares producen un efecto similar y pueden acelerarse por el estrés crónico.

En las comunidades longevas, aunque no se puede hablar con seguridad de un factor hereditario, es frecuente encontrar centenarios que provienen de familiares que también lo han sido.

Los estudios deberían analizar si la genética es realmente el factor más determinante o el modo de vida, o epigenética. Al examinar grupos familiares que se han separado prematuramente, encontramos el hecho significativo de que parece ser más importante el modo de vivir que la propia genética. No obstante, con frecuencia los buenos hábitos de un grupo familiar unido se mantienen durante varias generaciones, dando lugar a una familia de longevos que no hubiera tenido lugar de vivir separados.

8. El tipo de personalidad

De los estudios realizados en Abkhasia (Rusia) surge el concepto de personalidad prolongeva y antilongeva.

En la personalidad prolongeva las actitudes físicas y mentales conducen al establecimiento de hábitos no tóxicos. Éste es el dato más importante cara a la longevidad, y por ello le hemos dedicado un capítulo aparte.

En sentido general, el anciano debería realizar varios proyectos o planes de vida, y algunos de ellos que le obliguen a cierto esfuerzo mental. En cada momento resolverá los problemas y esto le proporcionará un tipo de personalidad prolongeva por reforzamiento de su personalidad y autoestima. Siempre tendrá alicientes para seguir viviendo.

Existen antecedentes de estudios realizados en los cuales se demuestra que el estilo de vida es determinante para que se logre una existencia más larga.

Nosotros matizaríamos que el estilo de vida debería ser, esencialmente, psicológico antes que físico.

9. Las creencias místicas

Devaluadas en una sociedad que pugna por lograr la felicidad a través del dinero, el hedonismo y el poder; desprestigiadas por los «magos» de la mente y algunos representantes religiosos, las creencias que son indemostrables por medios naturales y que entran dentro de esa interesante materia denominada «metafísica», constituyen el modo más importante para alcanzar la plenitud mental, el requisito imprescindible para una larga y saludable longevidad.

Si con el paso de los años sigue empeñado en utilizar el dinero como un fin para conseguir la felicidad o cree que por el simple hecho de acumular bienes materiales será feliz (la bolsa y la especulación son un ejemplo), es porque no habrá aprendido nada de interés en la vida.

El conocimiento depende de la memoria y de los libros que usted lea, pero eso no le hará nunca más sabio, aunque sí más culto. En la medida en que sea independiente para discernir, analizar y sacar conclusiones de las materias escritas por otras personas, así le llegará la sabiduría. Y es que nadie es sabio por el simple hecho de pasear con un sabio.

La sabiduría es un aprendizaje, no una facultad de la mente, así que no crea que por memorizar libros escritos con sabiduría usted ya la alcanzará.

Deje su pensamiento y sus emociones en libertad, sin condicionamientos y observe cuanto esté a su alrededor, buscando comprender algo que antes nadie le había explicado. Poco a poco y si utiliza ese bien que es la soledad voluntaria, se encontrará con una nueva forma de pensar y sentir que le embriagará, que le hará diferente, y de la cual se sentirá orgulloso. Tendrá ese manido concepto que se denomina como buena autoestima, habrá encontrado el sentido de su vida, pero lo habrá logrado en solitario, sin necesidad de pagar por ello.

No se avergüence de creer firmemente en Dios, o Mahoma, ni de seguir los pasos de los budistas o entusiasmarse por la Otra Vida.

Considérese afortunado de sentir así y no permita que nadie le ridiculice por ello.

Si los psicólogos hablan solamente de la mente y usted de la mente y el alma, son ellos los equivocados y sus errores los inculcan a sus fieles creyentes. Si mira con entusiasmo y concentración una noche estrellada, sentirá muchas más emociones y comprenderá muchas más cosas que leyendo a Freud o tomando Prozac.

10. Actitud psicológica adecuada

Con respecto a las actitudes psicológicas de los centenarios se han encontrado ciertas características comunes:

- Adaptabilidad a las circunstancias.
- Actitud positiva ante la vida.
- Autodeterminación.
- Fe y espiritualidad.
- Actividad mental y física.
- Productividad y sentido de propósito.
- No dejarse llevar por el rencor.
- Buena actitud ante el estrés.
- Contactos sociales.

CAPÍTULO 8

Entre en la estadística de la longevidad

Los datos estadísticos suelen ser usados para reafirmar algo que creemos que es así, como por ejemplo que la mayoría de las personas no consumen productos biológicos. Si estos datos los realizamos a través de quienes controlan la producción y venta de los alimentos de un país europeo, posiblemente la cifra sea correcta. Sin embargo, si nos centramos en los países con una agricultura minifundista, este dato es incorrecto porque los agricultores no emplean habitualmente productos sanitarios ni químicos para sus cosechas, sobre todo por una cuestión de economía. Son biológicos, aunque no se publiciten como tales.

Por eso, y centrándonos en los datos estadísticos sobre el promedio de vida, veremos que las estadísticas simplemente definen la edad media proyectada en el momento de la mortalidad, lo que quiere decir que ahora —en el siglo XXI— hay más personas que alcanzan los 80 años. Dato correcto; pero si tenemos en cuenta que en el siglo XX hubo dos guerras mundiales, multitud de guerras civiles y una hambruna que hizo que los jóvenes, niños y embarazadas murieran prematuramente, los datos son exactos, pero injustos.

Por eso, y solamente por eso, había menos personas que alcanzaban los 80 años de vida.

La mayor longevidad actual no se la debemos, pues, a la ciencia médica. Solamente a que ahora hay menos depredadores humanos con fusiles y cañones.

Fíjese que solamente en los Estados Unidos de América, la media de vida está situada ahora en los 76 años, frente a los 47 años de 1900, aunque deberíamos recordar la Guerra de Secesión entre 1861 y 1865, durante la cual murieron 1.030.000 personas (un 3 % de la población), entre ellos 620.000 soldados jóvenes. Esto nos lleva a reconsiderar como poco fiable la esperanza de vida en el siglo XIX.

Otro dato estadístico es aquel que nos habla de la mala alimentación de los norteamericanos, pero si tenemos en cuenta que en este país hay ya 120.000 personas que tienen más de 100 años, debemos analizar las causas de su longevidad extrema, sobre todo para dejar de considerarles como los reyes de la «comida basura». Desde mi punto de vista, los norteamericanos tienen conciencia de grupo y esa pertenencia les da fuerza.

En Canadá, el porcentaje de la población mayor de 65 años es hoy del 13 %, pero pasará al 21 % en 2026. En Japón, la esperanza de vida era de 76-78 años en 1950 (no olvidar las dos guerras mundiales) y hoy es de 85 años para las mujeres, lo que se cree será la media de los países industrializados en 2050.

Tampoco es mucho y lo que más nos interesa es la cifra de centenarios, ya que muchas de las personas del mundo que hoy tienen más de 110 años son japoneses. Nuevamente, el concepto «conciencia de grupo» es determinante.

China tendrá 470.000 centenarios antes del año 2050, contra los 7.000 que tiene en la actualidad. De aquí a 2036, más del 20 % de su población superará los 65 años. India será el país más poblado en 2050, antes incluso que China, momento en que la media de vida en este país se situará en los 74 años, no demasiados para un país con un rica filosofía de vida.

En Pakistán (165 millones de habitantes), y si las guerras no lo impiden, se alcanzará también esa expectativa de vida en el mismo año, siendo los mayores de 60 años 4,7 veces más numerosos en 2050, pasando de los 9,3 millones actuales a los 44,1 millones.

Otros países aún no desarrollados económicamente también aumentarán sus cifras de longevidad, lo que confirma la hipótesis de un aprendizaje genético para llegar a longevo. Las guerras, por tanto, disminuirían el promedio de vida de la población, pero no afectarían al aumento de vida en los más longevos.

Tailandia, con un sólo 7 % de la población con más de 60 años, tendrá en 20 años más del 14 % de su población sexagenaria, cifra que algunos países desarrollados han tardado más de un siglo en alcanzar, lo que siembra la duda sobre el factor clave de la longevidad.

En África austral la esperanza de vida ha caído espectacularmente debido al SIDA, mientras que la mortalidad infantil está estancada en el África subsahariana.

En Mozambique la esperanza de vida no llega a los 34 años. No tenemos datos sobre las personas centenarias de esos países.

Ya sabemos que las enfermedades acortan el promedio de vida, pero ¿sabemos qué promedio tienen aquellas personas que nunca han padecido enfermedades graves? O ¿qué enfermedades son las que más acortan la vida? La verdad es que no lo sabemos con certeza, pero lo podemos deducir.

Aunque los demógrafos calculan constantemente esta esperanza de vida, sus previsiones son desmentidas por la realidad cada cierto tiempo, y un ejemplo lo tenemos en que en 1951 se creía que la esperanza biológica de la vida humana era de 76 años para los hombres y de 78 años para las mujeres. En 1986, sin embargo, los norteamericanos estimaron que la esperanza de vida natural de una persona no sobrepasaría los 85 años, un límite que los japoneses superaron al poco tiempo.

En dos siglos y medio, la esperanza de vida al nacer ha pasado de menos de 30 años a los 80 años en los países desarrollados. En gran parte esta evolución se debe a la ausencia de conflictos bélicos o accidentes naturales (sequías, inundaciones, terremotos…), siendo también un factor positivo la purificación del ambiente y sus aguas, así como la mejor higiene en los alimentos.

No obstante, nuevamente insistimos es que lo más determinante es la capacidad de adaptación que transmitiremos genéticamente a nuestros hijos y que ellos, a su vez, perfeccionarán.

Lo que sabemos al respecto es que la longevidad de cada especie viva está contenida en su patrimonio genético actual: una mosca vive tres días, un ratón, tres años, una ballena azul, 80 años, una secuoya, 4.000 años, una tortuga marina, 200 años, un humano unos 120 años. Pero ¿cuál será la longevidad genética dentro de 50 años? ¿Es la suma de los factores vividos, lo que se denomina calidad de vida, más importante que la genética? Posiblemente lo sea. Hay indicios de que esto pueda ser así y es lo que ha llevado a plantear la necesidad de profundizar en la experiencia de las personas mayores para determinar las causas que frenan el envejecimiento de otras épocas.

La realidad es que asistimos a un fenómeno que ha sido descrito así: de una época en que la muerte se produce en torno a un grupo de edades que ha variado poco a lo largo de los años, estamos pasando a otra en la que la edad media de vida se prolonga gracias a un control progresivo del envejecimiento biológico.

En los países desarrollados, la supervivencia de grupos de personas con más de 110 años de vida comenzó en los años ochenta. Una vez que se alcanzan los 110 o 112 años de edad, las probabilidades de morir no crecen: son las mismas para el año siguiente. Se habla incluso de que la esperanza de vida puede duplicarse en este siglo, pero esto depende casi de modo exclusivo de usted.

No confíe en la ciencia como factor de longevidad

Con lo expuesto creo que he dejado claro que esa aseveración de que la longevidad recientemente adquirida debe ser atribuida a la ciencia médica y al progreso económico no es cierta cuando analizamos los datos con cierto detenimiento y sin prejuicios.

Como se ha visto, la cuestión consiste en asociar una corta duración al promedio de la vida humana utilizando datos desde la Edad Media hasta ahora. Si se establece que antes se vivían menos años, los años que alcanzamos ahora nos parecerán un progreso. Buen truco científico y estadístico, cuando quien lo muestra es un representante de la medicina química. ¿Y por qué no atribuirlo a la entrada en el mercado mundial de miles de productos medicinales basados en las plantas? Muy probablemente ha sido **la eclosión de las terapias alternativas la causa de la longevidad,** y no la incorporación de vacunas y chequeos periódicos que utilizan aparatos potencialmente dañinos para la salud.

Las infecciones no tendrían lugar si el sistema inmunitario fuera eficaz, lo mismo que la mayoría de las enfermedades degenerativas simplemente se evitarían llevando una vida saludable.

También eliminaríamos las intolerancias alimentarias, las alergias y hasta el cáncer mediante unos hábitos de vida saludables. Los medicamentos, a su vez, con sus altísimos efectos secundarios (la iatrogenia) mitigan algunas enfermedades del mismo modo que crean otras nuevas, y esto es especialmente notorio cuando vemos los millones de personas que toman medicamentos toda su vida para prevenir enfermedades aún no existentes.

Podríamos cambiar esas conclusiones científicas que nos dicen que ahora vivimos más y mejor gracias a los medicamentos por otra frase que diga que vivimos más a pesar del esfuerzo que hacen los científicos por evitarlo; pero, como los medios de comunicación siguen siendo el vehículo propagandístico habitual para los representantes de la medicina basada en la química, la población mundial tiene que creerles.

La imagen que tienen las personas de la ciencia médica y sus representantes es claramente capciosa. Si no hay nadie que se les oponga en sus medios propagandísticos, no hay manera de que tengan ningún opositor. Sería como si un partido político único se presentara en unas elecciones.

No obstante, y volviendo a la ciencia médica, no podemos olvidar que también hay buenos propósitos en sus mensajes cuando nos proporcionan estadísticas sobre los años de vida que se pierden por fumar, por alimentarse mal, por respirar aire viciado, por trabajar en ambientes y condiciones nocivos, por carecer de actividades recreativas, por falta de tranquilidad espiritual y de recompensas afectivas y emocionales, etcétera.

Por desgracia, el mensaje sigue y nos presionan para que acudamos a ellos periódicamente, paguemos los altos honorarios que nos piden y nos mediquemos con sus potencialmente peligrosos productos.

Como conclusión, podríamos asegurar que el aumento de la esperanza de vida, y esto es algo que usted debe tener en cuenta, se debe ahora a la ausencia de conflictos bélicos y a una concienciación muy alta de las personas en lo referente a la calidad de vida, en cuyo campo se encuentran los alimentos saludables procedentes de la tierra, el agua potable, la mejor higiene y el consumo cotidiano de productos naturales.

Aun así, todavía nos quedan muchos avances y rectificaciones para lograr alcanzar esos míticos 120 años de vida de promedio. Y es que probablemente estemos despreciando el factor de longevidad que hace que lleguemos a donde queremos llegar: el pensamiento.

Mientras lo consigue, procure disfrutar de su trabajo, no se vuelque en los logros materiales, sea útil a las personas que le rodean y tenga una creencia mística que le haga considerar la vida y la muerte como simples ciclos.

CAPÍTULO 9

Pautas para revertir el envejecimiento

Los genes

No es muy alta la influencia que tiene la herencia en la longevidad, apenas un 25 %, mientras que el pensamiento y el estilo de vida suponen el 75 %. Aun así, también podemos influir en ese 25 % atribuible a la genética actuando sobre los genes.

Un gen es una secuencia o segmento de ADN necesario para la síntesis del ARN (ácido ribonucleico), el transmisor de la información. Sin embargo, la función de un gen es fabricar proteínas, pero no siempre se encuentran activos. Este mecanismo puede ser meramente cognitivo, de los procesos mentales conscientes que reconstruirán los cromosomas. Si conseguimos actuar justo en el momento de la división celular, la nueva célula tendrá una nueva información, según nuestras necesidades.

Sin embargo, cada vez que una célula se divide, los telómeros (los extremos de los cromosomas) se acortan un poco y esto ocasiona que la nueva célula sea un poco más vieja que la anterior.

El ADN se vuelve inestable, la información no siempre es correcta y su mensajero, el ARN, envía información equivocada y más difícil de usar. Con el tiempo, la célula se suicida (apoptosis) por un proceso de locura al considerar que ya no es útil.

Demasiado metafísico, ¿verdad? Pero quizá en este proceso tan peculiar es donde está parte del secreto de la inmortalidad y que debemos extrapolar al organismo en su conjunto. **Los seres humanos comenzamos una inmolación inconsciente en el momento en que dejamos de considerarnos útiles.**

Aun así, en algunas personas el cuerpo produce una proteína llamada telomerasa que rellena y reconstruye las puntas de los cromosomas para mantener sanas a las células y al individuo. Si estudiamos sus biografías, veremos que junto a la calidad de vida, lo que permanecía en ellos era un sentimiento de pertenencia a un grupo o lugar, y una razón para seguir vivo.

Energía e información

Somos esencialmente un organismo que recibe y envía información continuamente gracias a la energía disponible.

Las mitocondrias son las centrales eléctricas de la célula y producen energía para las diversas actividades. En su interior se produce energía a partir de la materia orgánica que es oxidada en presencia de oxígeno, liberándose en el proceso dióxido de carbono y agua.

Esta unidad energética recupera la energía almacenada en los enlaces de los hidratos de carbono, aminoácidos y ácidos grasos, y la convierte en energía útil para la célula, en forma de adenosín trifosfato (ATP). Posee dos membranas separadas por un espacio, en el cual encontramos, entre otros elementos, la creatina y la carnitina.

La célula necesita energía para crecer y multiplicarse y las mitocondrias aportan casi toda esta energía realizando las últimas etapas de la descomposición de las moléculas de los alimentos. Sin ellas no seríamos capaces de utilizar oxígeno para extraer toda la energía de los alimentos.

Cada mitocondria presente en las células, que por cierto también disponen de su propio ADN, busca intercambiar información con el resto de mitocondrias que componen esa célula, moviéndose, cambiando de tamaño e incluso dividiéndose en pequeñas unidades similares.

Como una gran familia, busca alimentos que le proporcionen energía hasta cubrir el 90 % de la energía que necesita la célula. Gracias al concurso de ciertas enzimas capaces de transformar los materiales nutrientes, se producirán moléculas de ATP (adenosín trifosfato) que luego servirán como fuente directa de energía.

En las mitocondrias, además, se producen las reacciones respiratorias, en donde se efectúa el consumo de oxígeno y la producción de dióxido de carbono.

Este proceso, aparentemente simple, necesita transformar la energía contenida en los alimentos, los cuales, a su vez, poseen su propia memoria celular. Sería como una conexión entre grupos de amigos en pos de un mismo fin: la supervivencia. Si la información contenida en los alimentos no es adecuada para ese momento y persona, o está distorsionada (alimentos perjudiciales), el proceso energético se desarrolla mal y tanto las mitocondrias como las propias células quedan perjudicadas. De ahí la creencia en la calidad de los alimentos como factor de vida y longevidad.

¿Hay la misma energía en un alimento vegetal que en uno procedente de un mamífero? La energía puede ser similar, pero no así la información. Si usted compra una lechuga y la pone en remojo, observará que al poco tiempo se endereza, su color es más intenso y destila humedad. A pesar de haberla separado de la raíz y la tierra que le permitió vivir, conserva una gran vitalidad. La información grabada en ella sigue disponible para ser traspasada a su ADN, y así con cualquier alimento orgánico. Pero la carne no tiene el mismo cambio biológico una vez sacrificado el animal. Si imaginamos el proceso de sacrificio de una vaca, con el animal presintiendo el dolor y la muerte, una experiencia horrible que quedará grabada en cada célula de su cuerpo, nos daremos cuenta de que esa información será traspasada a quien la consuma.

Además, y esto es importante, usted consume un alimento desprovisto de vida, lo contrario a un vegetal. Y es que el universo en su conjunto funciona porque hay un intercambio de información entre todos sus componentes, desde el más grande, hasta el más pequeño. Ningún dato se pierde.

Así que, y volviendo a la comparación entre un alimento vegetal y otro animal, veremos que aunque ambos poseen energía, los datos que transmiten pueden ser perjudiciales o beneficiosos. Esa misma información ocasiona que cuando las mitocondrias convierten la comida en energía produzcan más o menos radicales libres de oxígeno, moléculas que, al acumularse, causan una inflamación peligrosa en toda la célula, incluidas las propias mitocondrias. Cuando no disponemos de oxígeno suficiente porque los radicales libres lo han «secuestrado», se producen daños en las mitocondrias y así cada vez que las células se dividen.

Evite los daños a sus células

Aunque estos procesos ocurren dentro de las células y parecen ser incontrolables, tenemos bastante poder sobre nuestro funcionamiento celular. Nuestras células serán la consecuencia de nuestros hábitos y pensamientos. Una de las mejores medidas es consumir muchos alimentos que contengan flavonoides y carotenos, que son antioxidantes potentes, aunque también encontramos moléculas similares en la uva roja, los arándanos, el tomate, la granada, la cebolla y el ajo, lo mismo que en la zanahoria, el apio, la remolacha y la mayoría de los vegetales y frutas de color rojo o amarillo. Pero no olvide un factor importante: usted debe desear comer esos alimentos, no lo haga como una obligación que se ha impuesto para estar sano. Necesita establecer una conexión cuántica con el alimento, como una petición para que las vibraciones de ambos sean armónicas. No olvide que en esencia somos un organismo energético, y la energía se transmite en forma de ondas vibratorias. Del mismo modo que no aceptaría salir con amigos que le desagradan, tampoco coma alimentos que no le apetezcan, aunque sean caros o crea que son saludables.

Controle su estrés

El estrés es el mejor elemento defensivo que tenemos, capaz de ponernos en tensión y alerta ante las adversidades. Gracias a él, somos cada día más completos, más eficaces y más sabios. Si la vida es muy placentera y alguien se ocupa siempre de nosotros, perdemos nuestra fortaleza, nos hacemos débiles y sucumbimos con facilidad ante cualquier circunstancia adversa, sea el desempleo, un disgusto, la climatología hostil o las numerosas bacterias que están a nuestro alrededor. Por eso necesitamos estrés, aunque en su justa medida.

Cuando la situación es intensa y se prolonga, nuestra capacidad de adaptación se viene abajo y entramos en lo que denominaríamos estrés intenso, una sobrecarga que nos hará daño.

Afortunadamente, en todas las etapas de la vida el cuerpo reacciona ante los daños activando las células madre que se encargan de reparar los daños pulmonares ocasionados en la bronquitis, o la piel quemada por el sol. Pero si demandamos con demasiada frecuencia su potencial curativo a causa de nuestro desacertado modo de vida (exceso de grasa animal, abuso de alcohol, etcétera), dejan de protegernos en situaciones especialmente graves, e incluso pueden mutar hacia formas cancerosas.

Veamos algunas maneras de controlar el estrés desmesurado:

- Siempre que esté nervioso, tenso o que no sepa cómo controlar una situación, espire profundamente, suelte el aire con intensidad.
- Humedézcase los labios. Inspire, pase la lengua por sus labios y expulse el aire lentamente. El aire fresco lo ayudará a relajarse y a bajar el ritmo.

- Relájese. Esto se logra aflojando la mandíbula, abriéndola, así que sostenga suavemente un corcho con los dientes para relajarla.
- Elija un pasatiempo artístico (música, pintura) y evite el deporte competitivo. Intentar ganar no le relajará, aunque el cansancio del ejercicio le haga creer lo contrario.
- Baje de peso. La grasa abdominal causa inflamación. El mesenterio, el repliegue del peritoneo que une el intestino con la pared abdominal, absorbe hormonas del estrés. El grosor de su cintura es un marcador de su nivel de estrés.

Refuerce sus defensas

Su sistema inmunitario será todo lo fuerte que usted quiera, pero tiene que ayudarle. Es importante que potencie su nervio neumogástrico que inerva la faringe, el esófago, los bronquios, el corazón, el estómago, el páncreas y el hígado, entre otros.

Realmente funciona como un canal de comunicación rápida entre el cerebro y los demás órganos, procurando que se activen las defensas contra las bacterias. Si usted quiere ayudarle, solamente tendrá que meditar al menos una vez al día.

Su mente es el arma más poderosa que le puede ayudar, o perjudicar, así que debe elegir su opción. Ponga a trabajar su mente en la dirección que quiera.

CAPÍTULO 10

Las 10 condiciones psicológicas para la longevidad

Una forma de mantener el impulso vital
es tener constantemente mayores metas.

Seguramente este capítulo le sorprenderá, pues no le vamos a recomendar que haga ejercicio, ni coma alimentos biológicos, que se aleje de los campos electromagnéticos o que consuma extraordinarios productos rejuvenecedores. No. Solamente deberá cambiar su forma de pensar. Parece fácil, pero se requiere poseer una alta autoestima y un intenso deseo de lograr los resultados que le proponemos: revertir el envejecimiento.

Quizá el lector desearía encontrar que estas diez leyes de obligado cumplimiento para alcanzar los 120 años fueran fáciles de llevar a cabo y así son: fáciles, sensatas y al alcance de todos.

Si no las cumple todas, de poco le valdrá seguir el resto de consejos y sugerencias que le marcamos en este libro. Esto que le vamos a exponer ahora es la base de partida. Reflexione sobre cada una de ellas y sepa que en la medida que no cumpla todas, así se acortará su vida.

Así que repase la siguiente lista, por orden de importancia:

1. Querer llegar a viejo

Bien, parece un deseo obvio, pero es el más importante. ¿Quién quiere llegar a viejo? Nadie; todo el mundo quiere permanecer joven. Así que éste es el mensaje que está enviando cada día a su cuerpo, todo cuanto escucha, lee y ve a su alrededor es la glorificación de la juventud. Si acaso, le hablarán de eufemismos, ya sabe: «la edad de oro», «la tercera edad» o se referirán a ellos como «los mayores». En realidad, son reclamos publicitarios para que las personas que han sobrepasado los 65 años sigan consumiendo, viajando en grupo en épocas del año en las que nadie viaja, acudiendo a academias de «bailes de salón», estudiando materias académicas que ningún joven muestra interés en aprender o cuidando a sus nietos «que tanto le quieren».

Así que si usted quiere llegar a viejo (un término que deberíamos cambiar cuanto antes), deberá considerar que, realmente, se trata del mayor bien que el destino le puede otorgar. Debe sentir que será un privilegiado si llega a longevo con buena salud, y si sobrepasa los 100 años de vida es que indudablemente ha sido bendecido por los dioses.

Nunca más piense en la vejez como algo malo, acabado o penoso. Es su momento de gloria, de plenitud, y la época en la cual, por fin, comprenderá y disfrutará de la razón de vivir. ¿Ve como, desde esta nueva perspectiva, entrar en «la edad de oro» es algo maravilloso?

2. Estar convencido de que llegará

La famosa Ley de la Atracción ya lo ha explicado: para conseguir un sueño, hay que verse ya como protagonista de él. No debe tener ninguna duda de que llegará a ser muy longevo, pleno de facultades, más sabio que nunca. Si éste es su deseo, así se cumplirá, pero no lo delegue en nadie. Es solamente asunto suyo. No escuche a los agoreros que nos dicen que el destino está escrito. Usted escribe el suyo y ya ha decidido lo que quiere, y para conseguirlo necesita estar vivo muchos años, al menos más que la mayoría.

Esté preparado psicológicamente a que en el camino de vida muchas personas queridas morirán antes que usted. Puesto que ellas no tuvieron tanta fortuna, manténgalas en su recuerdo, así seguirán vivas.

3. Tener una razón para llegar

Es eso que llaman el *leit motiv*, el motivo conductor de la vida. Aquello por lo cual merece la pena luchar, perseverar o vivir. La mayoría de los grandes longevos tenían un motivo importante, como por ejemplo dejar huella en este mundo, alcanzar sus sueños, o cuidar de familiares o personas desvalidas.

Planifique su vida para dentro de 10, 20 o 30 años. No ponga límites y tenga siempre un proyecto vital, un motivo que justifique su deseo de llegar a centenario.

La conciencia universal solamente entiende de utilidad. **La vida contemplativa no es útil para nada, ni para nadie.** Busque opciones de existencia que sirvan de estímulo u orientación a las personas de su entorno, quizá a sus parientes o amigos. Olvide cualquier pensamiento egoísta y justifique su existencia gracias a la energía que rige el universo; da igual el nombre que la quiera poner.

El Dr. Lavergne explicaba así aquello que le gustaba de su vida: «...haber podido dar, compartir con los demás y haber enseñado a otros lo que yo sabía».

La investigación científica parece estar de acuerdo con sus observaciones y muestra que las personas longevas han mantenido una sensación de propósito a lo largo de sus vidas. Tal parece que sentir que la vida tiene sentido da, en efecto, «vida» a las personas longevas. Cada uno estamos en la vida por una razón, no solamente para vivir, y puesto que formamos parte del universo, nuestro sentido de la vida debe orientarse a averiguarlo y llevarlo a cabo.

4. Capacidad psicológica para adaptarse a la adversidad

Una de las características que con mayor frecuencia nos sorprende de las personas longevas es su capacidad de encontrar el lado humorístico de las situaciones difíciles. Esa actitud asombra, deslumbra y cuestiona a los demás.

Normalmente las personas más enfermas son quienes no tienen sentido del humor, quienes prefieren ver siempre el lado malo de su existencia.

El humor, que no la risa, sirve para reconocer realidades difíciles y para protegernos del dolor de las heridas emocionales. Cuando crea que en su vida todo va mal, piense en las cosas que aún tiene (casa, comida, compañía…), y recréese en ellas para que el destino no se las quite. Nos adaptamos a las adversidades con la mente, no con el cuerpo.

No mire nunca el césped del vecino; es falso que siempre sea más verde que el suyo.

5. Actitud de fe en uno mismo

A su destino tiene que darle una razón para hacerse longevo. ¿Por qué razón usted, en especial, se merece cumplir 120 años? La mayoría de los superlongevos dejaron una huella en la historia o a su alrededor, así que aporte algo diferente y grandioso en su vida que justifique vivir muchos años.

Si «alguien» se ha permitido vivir aquí muchos años, demuéstrele que no se ha equivocado con su elección.

No pertenezca a un rebaño aunque esto le proporcione cierta protección. Busque su identidad, su diferencia e intente dejar huella. Si está convencido de que está aquí para algo importante, el destino no se apartará hasta que no lo haya conseguido.

Siéntese satisfecho y orgulloso de su modo de pensar y actuar. La buena autoestima no es igual que la soberbia.

6. Seguir siendo útil a las personas

Un día antes de la jubilación ya ha comenzado el deterioro del envejecimiento acelerado. El día después, ya nada es igual. Parece que son ancianos inútiles a quien el Estado debe mantener.

Aun cuando esté enfermo o sea un anciano, podrá seguir siendo útil a los demás. La sabiduría que haya adquirido a lo largo de su vida le servirá a quienes le rodean. Notará que es útil a los demás cuando vea que se acercan a usted con frecuencia, quizá solamente para hablar o pedirle un consejo.

Compañía, consejos y afecto son fáciles y baratos de dar, lo mismo que ese dinero que ya no le podrá llevar a la tumba. Incluso aunque esté recluido en una residencia, allí seguramente encontrará personas más indefensas que usted que requieren la ayuda que pueda darles.

7. Ausencia de pensamientos negativos

Da la impresión de que las personas longevas tienen una actitud de aceptación de las cosas como son. Pareciera que no pelean tanto con la realidad como otras personas.

Podemos creer que el destino a veces está tan bien escrito que es mejor dejarse llevar por los acontecimientos. Esa teoría ya le expuso Calvino y ya ve la que armó con su cisma.

El factor psicológico que más diferencia a las personas longevas del resto de la población es la capacidad de «no pelear con la realidad», pero ello no implica la resignación, sino entender por qué los hechos negativos también pueden ser una fuente de aprendizaje.

Como grupo, las personas longevas se enojan mucho menos y son menos impulsivas que el resto de la población, y éste es un rasgo que los acompaña desde siempre. ¿Para qué mirar los bienes del vecino? Siempre encontrarás a tu alrededor alguien que parece más afortunado que tú, pero esto es solamente porque vemos el escaparate de la vida ajena, no la trastienda.

8. Realizar actividades que estimulen la intelectualidad

Además de realizar las labores de su profesión, deberá buscar un hobby o pasatiempo que le guste, que le apasione. Quizá deba rescatar algo que hacía en su juventud y que abandonó por la familia o el trabajo. Volver a la universidad es una buena opción, lo mismo que conocer la naturaleza, los parques de su ciudad, ir al cine o al teatro, escribir, pintar, jugar al ajedrez.

Hay que buscar también el placer en la conversación, en los coloquios o conferencias, aunque quizá sea más interesante impartirlas que recibirlas.

Los neurólogos geriátricos comentan que las personas longevas que mantienen actividades complejas, que requieren de la participación de diferentes áreas cerebrales (como escribir, realizar manualidades o tocar un instrumento musical, etcétera), logran crear constantemente nuevas reservas para compensar las alteraciones neuronales y circulatorias del proceso de envejecimiento.

La mente racional debe estar siempre en activo, en total renovación. Solamente se oxida y muere lo que no tiene función. Estudie, investigue, pruebe cualquier opción que obligue a su mente a que permanezca en plenitud. Y eso durante toda su vida. Hay tanto que aprender...

9. Conectarse con la conciencia universal

Si su mente racional le dice que no hay nada más allá de lo que ven sus sentidos, su misión en la vida será muy corta. Intente comprender y estudiar las creencias religiosas y místicas que han perdurado en el tiempo. Seguro que se identificará con una de ellas y ese impulso vital le hará casi eterno.

Parece que, a medida que van llegando a edades más avanzadas, las personas tienden a irse acercando más a Dios. Los no-creyentes dicen que es solamente el último tablón al que nos agarramos para no desmoralizarnos ante nuestro final.

Seguramente se dará cuenta de que hay cuestiones en su vida que parecen «reales» y que no admiten matices –una silla, por ejemplo–, mientras otras están sujetas a los criterios personales de cada cual –Dios no existe–. Aun así, lo real es solamente una impresión del observador, no algo incuestionable.

Nosotros podemos discutir todas las cuestiones metafísicas, especialmente aquellas que mencionan la teología, pero no debemos olvidar que la existencia misma no se puede explicar con la ayuda de la ciencia. Se puede elucubrar sobre la creación del universo y hasta del momento, pero nadie nos puede explicar el porqué de la creación sin mencionar a Dios.

La vida «real» y cotidiana es como una cárcel, y como prisión no nos queda más remedio que vivir de acuerdo con unos hábitos, una rutina y unos códigos que nos parecen todos muy naturales. El problema surge cuando intentamos librarnos de este encadenamiento y buscamos explicar por qué existe lo que existe. Si pudiéramos encontrar la respuesta, experimentaríamos probablemente un fenómeno extraordinario.

Si quiere vivir más y mejor, mantenga sus creencias sólidas, sin necesidad de aprobación por los incrédulos. Además, llegado el momento de la muerte, realizará el cambio con felicidad. Toda esta posición favorable a las creencias místicas le llevará a la fe en sí mismo, a creer en sus habilidades, a estar orgulloso de sus logros y modo de pensar.

10. Empatía y capacidad para perdonar

Las personas con empatía son aquellas capaces de escuchar a los demás y entender sus problemas y motivaciones; por eso poseen normalmente alto reconocimiento social y popularidad, ya que se anticipan a las necesidades antes incluso de que sus acompañantes sean conscientes de ellas, y saben identificar y aprovechar las oportunidades comunicativas que les ofrecen otras personas.

Póngase en el lugar de los sentimientos ajenos y le será más fácil comprenderles y llevarse bien con ellos.

Y sobre los pensamientos negativos, la conclusión es clara: es toda aquella forma de pensar que se recrea en el odio, el rencor, la envidia y la hostilidad. De modo especial, le recomendamos que conozca el sistema **Ho'oponopono,** un modo personal e individual de alcanzar la felicidad mediante el perdón y la empatía. Conseguirá rápidamente una mejor relación social y un estado emocional sereno y cordial.

La técnica hawaiana del Ho'oponopono le proporcionará todas las herramientas necesarias para modificar favorablemente sus pensamientos.

¿Existe alguna razón práctica para guardar en su mente los malos pensamientos hacia determinadas personas? O los transforma en comprensión, perdón y benevolencia, o los olvida, pero no se recree en el odio.

La moderación tiene su mejor manifestación en el campo de las emociones, especialmente cuando modificamos positivamente todo lo relacionado con el enojo, la ira y el resentimiento. La hostilidad hacia los demás no nace en nuestro interior, la dejamos entrar cuando queremos. Así que cierre bien la puerta de sus pensamientos hacia estas emociones insanas.

11. Sentir que formamos parte del universo

Todas las personas somos como una nación, como una entidad viva con sus propias características, una etnia con su historia, y esto es así aunque vivamos en ciudades separadas, edificios diferentes, con personas distintas. Un poco más allá, nos podemos ver como los ladrillos que componen los edificios o en las células corpóreas de las personas, o incluso en las moléculas y átomos que forman cada una de ellas.

Es una cuestión de perspectiva. Ahora bien, si hablamos de la consciencia colectiva como una fuente de información presente en el universo, a ella es fácil llegar al existir una cohesión. La energía cuántica que esta mente universal posee es tan intensa que resulta fácil acceder a ella, al menos para una mente entrenada.

Dicen que los moribundos consiguen conectar con la gran conciencia universal en el último momento de sus vidas, posiblemente porque la información sobre nuestras vidas no está solamente en nuestras células, sino que también forma parte de la información externa, de la memoria colectiva. Si consiguiéramos aprovecharnos de los millones de años de evolución, y de que esos millones de pensamientos generados hasta entonces pudieran integrarse en nuestro complejo organismo, las posibilidades en cuanto al autoajuste orgánico se refiere serían inmensas.

¿Cómo podemos intercambiar más eficazmente nuestra información con el exterior? ¿Cómo filtrar la información que necesitamos para lograr revertir el envejecimiento? Es una cuestión de mentalidad, de forma de pensar. Somos una parte ínfima de un todo, pero tan indispensables para el orden universal como cualquiera de los otros organismos. Somos como una gota de agua del océano, pero el océano no sería nada sin cada gota.

Cuando el ser humano se distancia de los animales, las plantas y de su propia especie, poniendo barreras físicas y especialmente mentales, se desvincula del mundo al cual pertenece y una larga cadena de enfermedades le acompañará durante toda su existencia, no logrando aprovechar la sabiduría que le rodea.

CAPÍTULO 11

Los cinco mandamientos físicos de la longevidad

1. Dieta hipocalórica

Es el primero de los mandamientos de la longevidad que no tiene relación con la mente o el alma. También es el más fácil de cumplir y el más económico de todos. No más de 2.000 calorías/día.

Los estudios nos dicen que reducir las calorías diarias prolonga la vida y asegura la salud. Las cifras óptimas de calorías que nos hablan de entre 2.200 y 3.500 diarias, según nuestra actividad física, están elaboradas hace muchos años, cuando en Occidente las personas trabajaban más intensamente, las distancias a recorrer eran mayores y las condiciones de vida de los hogares muy penosas.

Una mujer de principios del siglo xx, por ejemplo, tenía de promedio 3 hijos, aunque era habitual que fueran 5 o más. Cuidaba de ellos, de su marido y con frecuencia de los ancianos de su familia, cuando no de un pariente cercano con minusvalía.

Su hogar no era confortable, ni tenía electrodomésticos y las bajas condiciones de higiene la obligaban a trabajar intensamente para mantener a su familia relativamente confortable.

Los varones, además, debían salir a trabajar de sol a sol, la mayoría en empleos es los cuales el desgaste físico era importante y la climatología externa adversa. Por eso necesitaban un régimen hipercalórico. Nada que ver con nuestra vida actual.

Lo que se necesitan no son las calorías, sino suficientes nutrientes, y éstos se pueden conseguir mediante suplementos dietéticos.

2. Ejercicio físico moderado

Si quiere, puede acudir periódicamente a un gimnasio, aunque no le será imprescindible. Trabaje suavemente, no se fatigue y sienta placer por el movimiento, sin competir con nadie. Y lo más importante: estírese ampliamente todos los días. Si su cuerpo se dobla, su vitalidad también. Es importante que conozca la diferencia entre ejercicio físico y deporte, pues mientras que el primero es placentero y dirigido solamente a nuestro beneficio personal, el segundo implica intentar ganar al adversario. **Cuanto más moderado y suave sea el ejercicio, más saludable.** Cuanto más intenso, más estrés y más desgaste.

3. Consuma alimentos saludables

Este requisito ya es de dominio universal, aunque la gente no tiene claro en qué consiste un alimento saludable. Consuma alimentos de la tierra, nada más. Si son biológicos, mejor. Es importante que sienta la necesidad de comer esos alimentos en concreto, pues debe establecerse un adecuado mensaje entre ambos, una comunicación cuántica entre alimento y receptor.

Según la teoría hipocrática, un alimento saludable, para que sea considerado como tal, debe reunir tres condiciones: cubrir nuestras necesidades energéticas y plásticas, no causar daño con su consumo prolongado, y ser capaz de curar la mayoría de las enfermedades.

Los alimentos de procedencia animal posiblemente cubran parte de las necesidades calóricas, pero a la larga causan enfermedades claramente reconocibles y no pueden curar casi ninguna de las enfermedades. Además, su ADN está corrompido y no nos transmite ninguna información viable.

Un alimento orgánico procedente de la tierra posee una información reconocible por el cuerpo humano y, cuando lo ingerimos, se establece una instantánea comunicación, un reconocimiento.

4. Rodéese de un ambiente saludable

Y esta recomendación no solamente está relacionada con el aire o la contaminación en general, sino con su entorno más cercano. Aléjese de las personas hostiles, de las masas vociferantes, de los programas de televisión degradantes, y busque grupos o personas afines a sus creencias y deseos. Si tiene pareja estable, reviva su amor; y si está solo, busque alguien con quien caminar por la vida.

5. Consuma suplementos específicos y plantas medicinales

Ahora hay un arsenal de productos dietéticos y plantas medicinales inocuas que le ayudarán a permanecer sano y fuerte.

Asesórese mediante un profesional o libros sobre cuáles le convienen. Deberá consumirlos de forma alternativa durante toda su vida, del mismo modo que deberá dormir, comer y amar. En otro capítulo le indicaremos cuáles son los más adecuados.

SEGUNDA PARTE

CAPÍTULO 1

El sistema endocrino y su papel en la longevidad

Las glándulas endocrinas cumplen un papel esencial en todo el proceso vital de la supervivencia, por lo que no resulta aventurado asegurar que en ellas, y no en el cerebro, está el auténtico eslabón esencial de la vida.

No hay una sola parte corporal que no dependa del sistema endocrino, y aunque el cerebro gobierna a través de sus impulsos eléctricos las funciones orgánicas, supone solamente el cableado de una inmensa red nerviosa, mientras que la parte inteligente del cómo y cuándo, y hasta adónde van esos impulsos, depende de forma casi exclusiva del sistema endocrino. Es más, las emociones también están dirigidas por el sistema endocrino que, a través de la información que recibe de los cinco sentidos básicos, activa sus secreciones para asegurar una vida óptima.

Otro dato importante es que todas las secreciones hormonales van disminuyendo con la edad.

Desde que comienza la vida, nuestro sistema endocrino vierte sus hormonas al torrente circulatorio, alcanzando su cenit en la juventud, con un lento declive de los fluidos a medida que pasan los años, llegando en la vejez a ser poco menos que un esbozo de lo que era en la niñez. Es como si la naturaleza quisiera matarnos lentamente, pues debe hacer sitio para los nuevos individuos. Esta cruel sentencia la podemos revertir en parte si seguimos dotando a nuestro organismo de las mismas hormonas, en cantidad y calidad, que teníamos en la juventud, cuando nuestro cuerpo estaba en plena evolución. Ésta es la conclusión que hace de la terapia hormonal una buena solución para alcanzar plenamente una edad muy longeva. En lugar de permitir que la naturaleza nos haga envejecer según su incruenta ley, nosotros vamos a restituir al cuerpo lo que antes tuvo. Moriremos, es cierto, pero cuando nos corresponda, no antes.

El sistema endocrino es un conjunto de órganos y tejidos del organismo que liberan un tipo de sustancias llamadas «hormonas», haciéndolo al interior del cuerpo, mientras que el exocrino lo hace al exterior.

Las hormonas secretadas por las glándulas endocrinas regulan el crecimiento, desarrollo y las funciones de muchos tejidos, coordinan los procesos metabólicos del organismo, actúan sobre los procesos del crecimiento, las inflamaciones y alergias, la reproducción y la capacidad de supervivencia.

Sobre esta última cualidad es donde incidiremos ahora. El descubrimiento de las hormonas y con ellas la explicación a las funciones del sistema endocrino, llevaron a numerosos científicos a considerar que estábamos a las puertas de encontrar el elixir de la eterna juventud.

Aunque esta creencia pudiera parecer desmesurada, lo cierto es que con el paso del tiempo sigue siendo la mejor opción entre los tratamientos antienvejecimiento. No obstante, el descubrimiento de las hormonas sintéticas y, aún más, la utilización de estimuladores de las hormonas naturales (que luego describiremos), simplificó la forma de utilizar las hormonas.

Metabolismo hormonal

Las hormonas conocidas pertenecen a tres grupos químicos: proteínas, esteroides y aminas. Aquellas que pertenecen al grupo de las proteínas o polipéptidos incluyen las hormonas producidas por la hipófisis anterior, paratiroides, placenta y páncreas. En el grupo de esteroides se encuentran las hormonas de la corteza suprarrenal y las gónadas. Las aminas son producidas por la médula suprarrenal y el tiroides.

La síntesis de hormonas tiene lugar en el interior de las células y, en la mayoría de los casos, el producto se almacena en su interior hasta que es liberado en la sangre. Sin embargo, el tiroides y los ovarios contienen zonas especiales para el almacenamiento de hormonas.

La liberación de las hormonas depende de los niveles en sangre de otras hormonas y de ciertos productos metabólicos bajo influencia hormonal, así como de la estimulación nerviosa.

La producción de las hormonas de la hipófisis anterior se inhibe cuando las producidas por la corteza suprarrenal, el tiroides, o las gónadas, circulan en sangre. Por ejemplo, cuando hay una cierta cantidad de hormona tiroidea en el torrente sanguíneo, la hipófisis interrumpe la producción de hormona estimulante del tiroides hasta que el nivel de hormona tiroidea descienda. Por lo tanto, los niveles de hormonas circulantes se mantienen en un equilibrio constante. Este mecanismo, que se conoce como realimentación negativa u homeostasis, es similar al sistema de activación de un termostato por la temperatura de una habitación para encender o apagar una caldera.

La administración prolongada procedente del exterior de hormonas adrenocorticales, tiroideas, o sexuales, interrumpe casi por completo la producción de las correspondientes hormonas estimulantes de la hipófisis, y provoca la atrofia temporal de las glándulas diana. Por el contrario, si la producción de las glándulas diana es muy inferior al nivel normal, la producción continua de hormona estimulante por la hipófisis produce una hipertrofia de la glándula, como en el bocio por déficit de yodo.

En este capítulo no recomendaremos hormonas químicas, sino aquellas sustancias que nuestro cuerpo necesita para un correcto equilibrio hormonal. La regulación final corresponderá a nuestro sistema endocrino y no al terapeuta. El reajuste será así perfecto y natural.

Los altos niveles de glucosa en la sangre estimulan la producción y liberación de insulina, mientras que los niveles reducidos estimulan a las glándulas suprarrenales para producir adrenalina y glucagón; así se mantiene el equilibrio en el metabolismo de los hidratos de carbono. De igual manera, un déficit de calcio en la sangre estimula la secreción de hormona paratiroidea, mientras que los niveles elevados estimulan la liberación de calcitonina por el tiroides.

La función endocrina está regulada también por el sistema nervioso, como lo demuestra la respuesta suprarrenal al estrés. Los distintos órganos endocrinos están sometidos a distintas formas de control nervioso. La médula suprarrenal y la hipófisis posterior son glándulas con rica inervación y controladas de modo directo por el sistema nervioso. Sin embargo, la corteza suprarrenal, el tiroides y las gónadas, aunque responden a varios estímulos nerviosos, carecen de inervación específica y mantienen su función cuando se trasplantan a otras partes del organismo. La hipófisis anterior tiene inervación escasa, pero no puede funcionar si se trasplanta.

Se desconoce la forma en que las hormonas ejercen sus efectos metabólicos y morfológicos. Sin embargo, se piensa que los efectos sobre la función de las células se deben a su acción sobre las membranas celulares o enzimas, mediante la regulación de la expresión de los genes o mediante el control de la liberación de iones a otras moléculas pequeñas.

Aunque en apariencia no se consumen o se modifican en el proceso metabólico, las hormonas pueden ser destruidas en gran parte por degradación química. Los productos hormonales finales se excretan con rapidez y se encuentran en la orina en grandes cantidades, y también en las heces y el sudor.

El sistema endocrino ejerce un efecto regulador sobre los ciclos de la reproducción, incluyendo el desarrollo de las gónadas, el período de madurez funcional y su posterior envejecimiento, así como el ciclo menstrual y el período de gestación. El patrón cíclico del estro, que es el período durante el cual es posible el apareamiento fértil en los animales, está regulado también por hormonas.

A continuación describiremos las funciones de las glándulas endocrinas y formas naturales de regularlas.

Hipotálamo

El hipotálamo interviene en funciones de naturaleza no endocrinas, como la regulación de la temperatura, en la actividad del sistema nervioso autónomo y en el control del apetito.

Se trata de la glándula que regula las funciones de la hipófisis mediante sus neurohormonas, siendo en segundo lugar esta glándula la que termina regulando todas las funciones del sistema endocrino con sus funciones de almacenamiento y liberación hormonal.

Se estimula con *Bistorta* y *Tanacetum parthenium*.

Hipófisis o glándula pituitaria

Hipófisis anterior (adenohipófisis)
Relación de hormonas segregadas y su función:

***Hormona ACTH* o adrenocorticotropa.** Estimula directamente la producción de *pregnenolona* (una de las terapias para revertir el envejecimiento) a partir del colesterol, y luego, como efecto cascada estimula el resto de los esteroides adrenales.

Lipotropina. Actúa sobre el tejido adiposo y los melanocitos, estimulando la lipólisis (proceso metabólico mediante el cual los lípidos del organismo son transformados para producir ácidos grasos y glicerol para cubrir las necesidades energéticas), la síntesis de los esteroides y la producción de melanina.

Se inhiben mediante el *ácido gamma-aminobutírico (GABA)* y *DHEA.*

Se estimula mediante fenilalanina, isoleucina, leucina, pregnenolo-na, lisina, metionina, arginina, prolina, triptófano, noni, melatonina y vitamina E.

Hormona del crecimiento (STH o somatotropa). Estimula la síntesis proteica y evita la captación de glucosa por parte del músculo y los adipocitos. Su efecto más importante es promover el crecimiento de todos los tejidos y huesos en conjunto con las somatomedinas. Es una hormona antienvejecimiento.

Además de sus acciones a nivel metabólico, la hormona juega un importantísimo papel como factor de supervivencia celular.

Se estimula mediante *lisina, metionina, arginina, magnesio.*

Prolactina (PRL). Desarrolla la producción de la leche materna. Se ha visto que induce un incremento del tamaño de las células de la mucosa intestinal, proliferación de las células del músculo liso, de las células prostáticas y de varios tipos de células del sistema inmunológi-co. Su actividad se ha relacionado con varios procesos del desarrollo, induce maduración del pulmón y las células germinales.

Se estimula mediante albahaca, alcaravea, alfalfa, anís, borraja, hi-nojo, sésamo, orégano y calcio.

Se inhibe mediante *Agnus cactus.*

Las demás hormonas son hormonas tróficas que tienen su efecto en algunas glándulas endocrinas periféricas:

- **Hormona estimulante del tiroides (TSH) o *tirotropina.*** Regula el metabolismo y el crecimiento.
  Se estimula mediante tirosina, yodo, treonina, valina.
- Las ***gonadotropinas* (GN) foliculoestimulante (FSH) y luteoes-timulante (LH).** Son hormonas encargadas de conectar el hipotá-lamo con las gónadas y regular los ciclos sexuales.
  Aumentan con el cobre, la vitamina E, *Agnus cactus,* zinc, maca, polen.
  Se inhiben con borraja.

Hormona luteinizante (**LH**). En el hombre es la proteína que regula la secreción de testosterona, actuando sobre las células de Leydig, en los testículos y en la mujer controla la maduración de los folículos, la ovulación, la iniciación del cuerpo lúteo y la secreción de progesterona.

Desde el punto de vista bioquímico, la LH produce en primer lugar aumento de pregnenolona y secundariamente de testosterona y estradiol, vía progesterona. Factor antienvejecimiento.

Se estimula mediante vitaminas A y E, ñame silvestre, *Agnus cactus, Tríbulus*.

Hormona estimulante del folículo (**FSH**). Una vez secretada, produce aumento celular y aumento de la secreción de sustancias espermatogénicas. Cuando los túbulos no producen espermatozoides la secreción de FSH aumenta. Cuando la espermatogénesis es muy rápida la secreción de FSH disminuye.

Se estimula mediante vitaminas A y E, Name silvestre, *Tríbulus*.

Se inhibe mediante el *Agnus cactus*.

Otras hormonas adenohipofisarias:

- *Angiotensina II.* Se sintetiza fundamentalmente en el hígado, pero también en el pulmón y muchos otros tejidos entre los que se encuentra la adenohipófisis. Es un regulador vascular.

  Las ***endorfinas*** intervienen en los mecanismos del dolor y su apreciación cerebral. A nivel hipofisario pueden modular la secreción de ACTH, GH o gonadotrofinas. Factor antienvejecimiento.

  Las endorfinas aumentan con el *germanio*, aromas (especialmente mandarina), caricias, música melódica, ensoñaciones y ejercicio físico.

Otras: **endotelinas, factor inhibidor de la migración de los macrófagos, galanina, lipotropinas, péptido de conexión, péptido intestinal vasoactivo.**

Lóbulo posterior o neurohipófisis

Hormona antidiurética (ADH) o vasopresina. Se secreta en estímulo a una disminución del volumen plasmático y como consecuencia de la disminución en la presión arterial que esto ocasiona. La secreción de la vasopresina aumenta la reabsorción de agua desde los túmulos colectores renales y también provoca una fuerte vasoconstricción, de donde toma su nombre. A nivel anímico, se la considera la hormona que controla el miedo.

Se inhibe con las bebidas alcohólicas, siendo esta la razón del posterior efecto diurético.

Por tanto, beber bebidas alcohólicas para mitigar la sed supone un riesgo de deshidratación.

Se activa en casos de enuresis con sílice, pipas de calabaza y zinc.

Oxitocina. La oxitocina es una hormona relacionada con los patrones sexuales y con la conducta maternal y paternal que actúa también como neurotransmisor en el cerebro. En las mujeres, la oxitocina se libera en grandes cantidades tras la distensión del cérvix uterino y la vagina durante el parto, así como en respuesta a la estimulación del pezón por la succión del bebé, facilitando, por tanto, el parto y la lactancia.

También se piensa que su función está asociada con la afectividad, la ternura, el contacto y el orgasmo en ambos sexos. Algunos la llaman la «molécula de la monogamia» o «molécula de la confianza». En el cerebro parece estar involucrada en el reconocimiento y establecimiento de relaciones sociales y en la formación de relaciones de confianza y generosidad entre personas. Se investigan nuevos efectos de esta hormona, como el de tener un efecto decisivo en el enamoramiento, el orgasmo o el amor por los hijos, contribuyendo a potenciar la generosidad y confianza entre las personas, según ha demostrado un estudio de la Universidad de Claremont (California).

Factor antienvejecimiento.

Se inhibe mediante la droga MDMA (éxtasis).

Se activa con la ingestión de glucosa y chocolate (*feniletilamina*). El fármaco *viagra* también aumenta los niveles de oxitocina. Asimismo aumenta con la ingesta de los aminoácidos fenilalanina y tirosina.

Glándula pineal, epífisis o **«tercer ojo».** Está situada en el techo del diencéfalo, entre los tubérculos cuadrigéminos craneales, en la denominada fosa pineal.

Esta glándula se activa y produce melatonina cuando no hay luz.

Mide unos 5 mm de diámetro y es parte de las vías visuales, y convierte la información lumínica en secreción hormonal. A partir de los 7 años, la pineal disminuye progresivamente de tamaño, y en consecuencia disminuye la concentración sanguínea de melatonina, hasta que llega un momento en que ya no se une a suficiente número de receptores hipotalámicos. Esto sucede a partir de los 11 años en la mujer, y de los 12 en el hombre. En los pueblos, la pubertad se produce más tardíamente que en las ciudades, lo que se debe al menor consumo de luz en éstos que en aquéllas.

Es esencial para que el nuevo ser comience a tener sensaciones, e incluso pueda almacenar los primeros recuerdos. Sería el desarrollo de la parte anímica y el intelecto. Místicamente se le considera la unión con el alma.

Relación de las hormonas y su función
Melatonina. La melatonina es producida a partir de la serotonina y nos regula los ciclos de vigilia y sueño. Se ha comprobado que esta hormona sirve para contrarrestar los efectos del síndrome de diferencia de zonas horarias o *jet lag*. Es también un poderoso antioxidante y se ha comprobado que participa en la apoptosis o muerte celular de células cancerosas en el timo.

Estimula el crecimiento en el inicio de la pubertad, e influye en los ritmos circadianos y el humor. La producción de esta hormona disminuye con la edad, por lo que sus efectos beneficiosos son más notables en personas de edad avanzada. Se utilizan en dosis de 3, 5 y 10 mg. Es una de las hormonas claves en las terapias antienvejecimiento.

Se estimula mediante la glicina, triptófano y el sueño.

Dimetiltriptamina. Se trata de un neurotransmisor derivado de la serotonina, la cual, se cree, es responsable de producir los efectos visuales del sueño.

También se ha planteado la relación que alberga con las experiencias cercanas a la muerte, pues se produciría en mayor cantidad momentos antes de morir, provocando experiencias extracorpóreas.

Se encuentra en forma natural en la *Psychotria viridis*, empleada como alucinógeno, y en la *Mimosa hostilis* que se utiliza en cosméticos rejuvenecedores y en la elaboración de vinos. Ambas se emplean también para la elaboración de *ayahuasca*, una bebida que potencia las facultades telepáticas y viajes mentales en el tiempo.

Actuaría en la prevención del envejecimiento mental.

Mediante algunos ejercicios se puede restaurar la armonía de la pineal con el exterior, de forma que se restauren en su totalidad los procesos regenerativos en parte olvidados por nuestras costumbres. En la mayoría de estos ejercicios observamos que se aconseja la penumbra, el silencio o la música suave, y ciertos aromas de incienso también suaves. Todo ello nos lleva a un mayor aumento de la melatonina, ayudándonos a no perder nuestra conciencia y caer en el sueño.

Con ello podemos llegar a racionalizar nuestro inconsciente, y utilizarlo a nuestro favor mediante procesos de visualización y emisión de sentimientos saludables.

Timo

Es un órgano linfoide o perteneciente al sistema linfático y constituye uno de los controles centrales del sistema inmunitario del organismo.

El timo ejerce una clara influencia sobre el desarrollo y la maduración del sistema linfático y en la respuesta inmunitaria de nuestro organismo, pero solamente hasta que el sistema inmunitario sanguíneo se hace eficaz. A partir de ese momento comienza a atrofiarse.

En el timo es donde se establecen primeramente los linfocitos que salieron de la médula ósea en la niñez, convirtiéndose de este modo en células T maduras. Durante este proceso, el sistema inmunológico distingue los antígenos propios de los extraños, y desarrolla la tolerancia frente a los antígenos. También puede influir en el desarrollo de las glándulas sexuales y en el crecimiento del individuo.

Con el tiempo puede, no obstante, seguir manteniendo una actividad endocrina secretando hormonas y otros factores solubles, que además de controlar la producción y maduración de los linfocitos, regulan la actividad y las interacciones de las células T en los tejidos periféricos.

Si se consigue reactivar, actuaría como factor antienvejecimiento.

Se estimula mediante Lisina, Taurina y Arginina.

El Reiki es una técnica que puede reactivar las funcionalidades del timo.

Glándulas suprarrenales

Cada glándula suprarrenal está formada por una zona interna denominada «médula» y una zona externa que recibe el nombre de «corteza».

Las dos glándulas se localizan sobre los riñones y reciben su aporte sanguíneo a través de la arteria renal. En los procesos de supervivencia suponen la parte más activa e importante del organismo, hasta el punto en que la fortaleza global de una persona dependerá básicamente de su función. Nos permite adaptarnos a las circunstancias adversas, al estrés, las infecciones e inflamaciones, dándonos coraje, valentía y capacidad de decisión.

De todas las glándulas que componen el sistema endocrino, las glándulas suprarrenales son las más importantes en el factor longevidad. Si bien no actúan sobre el aspecto externo del envejecimiento, proporcionan la energía vital del cuerpo humano. Su proximidad al riñón les asegura una buena oxigenación y entre ambos regulan el equilibrio de agua y sal del organismo y la tensión arterial.

Actúan sobre el sistema linfático, corazón, cerebro, páncreas, órganos reproductores, desarrollo muscular y caracteres sexuales, sistema nervioso central, etcétera.

Pudiera ser que constituya un reservorio de la vitamina C. De ser cierto, se debería revisar esa creencia de que las vitaminas hidrosolubles no se acumulan.

Se estimula mediante metionina, vitamina C, sodio, cobre, agrimonia, ajedrea, alholva, eleuterococo, pino y borraja.

Se inhibe mediante fármacos anticolesterol.

Relación de las hormonas suprarrenales y su función:

Corteza suprarrenal

Mineralcorticoides

Regulan la hidratación celular.

Aldosterona. Regula la homeostasis del sodio y del potasio, actuando a nivel de los túbulos renales para aumentar la reabsorción del sodio, llegando a reabsorber cerca del 2 % del sodio filtrado en los riñones, que es casi igual a todo el contenido de sodio en la sangre humana.

Simultáneamente, la aldosterona estimula la eliminación de potasio, previniendo la acidosis e incrementando la tensión sanguínea.

Su producción se estimula mediante la ingesta de *potasio*, aumento de la acidez y en las horas de vigilia.

Con la corticosterona disminuye con la ingestión de *sodio*.

Renina. Esta hormona que tiene una dependencia de la aldosterona, se comporta también como una enzima en el estómago de los seres humanos jóvenes. Una disminución de la presión arterial debida a una deshidratación aguda, poco sodio o hemorragias estimula la producción de renina.

Glucocorticoides

Ocasionan el catabolismo de las proteínas, acelerando la conversión a aminoácidos, en particular de las células musculares y que son llevadas al hígado donde se transforman en nuevas proteínas, por ejemplo, enzimas necesarias para que se den determinadas reacciones.

Facilitan la resistencia al estrés al poder ser utilizada la glucosa obtenida para producir ATP, con el que hacer frente a fatiga, fiebre, hemorragias, infecciones, traumas y otras condiciones debilitantes.

Mantienen la presión arterial normal, siendo necesarios para que las hormonas vasoconstrictoras, adrenalina y noradrenalina, puedan ejercer su efecto sobre los vasos. Este efecto puede ser beneficioso en algunas situaciones de estrés como las hemorragias, en las que contrarrestan la caída de la presión arterial debida a la pérdida de sangre.

Hidrocortisona. Es la más abundante de todas, y supone el 95 % de la actividad hormonal. Se la conoce también como cortisol. Incrementa el nivel de azúcar en sangre y su producción está ligada al colesterol.

- *Corticosterona.* En humanos se secreta en menor cantidad y, aunque sus efectos no son importantes, es un precursor de la aldosterona. El nerviosismo puede estar ocasionado por un aumento en su producción.
- *Cortisonas.* Su producción depende básicamente de la buena función hepática. Se trata de un esteroide que inhibe la respuesta inflamatoria.

Gonadocorticoides

Andrógenos
- Dihidroepiandrosterona (DHEA). Es un precursor de los andrógenos y estrógenos.

  Entre otras muchas utilidades, se sabe que es eficaz en la prevención del envejecimiento y como estimulante sexual.

Esta hormona esteroide está producida por el colesterol en la corteza suprarrenal.

Disminuye a partir de los 20 años de vida, desapareciendo totalmente en las personas envejecidas prematuramente.

Se considera el factor antienvejecimiento orgánico más importante.

- Androstenediona. Se produce a partir de la DHEA, principalmente en la capa reticular de la corteza suprarrenal, y en menor medida en las células de Leydig en los testículos. Es precursora de la testosterona y los estrógenos.

- Androstenediol. Metabolito esteroide que se considera el principal regulador de la secreción de gonadotropinas.

- Androsterona. Intermediaria en la síntesis de andrógenos, es una sustancia producida de forma natural por el hombre que se metaboliza con el cuerpo produciendo esteroides. Es considerada un anabolizante.

- Dihidrotestosterona. Hormona elaborada con la testosterona de la próstata, los testículos y otros tejidos. Su exceso ocasiona alopecia e hiperplasia prostática.

Los andrógenos se estimulan mediante el polen, zinc, DHEA, pregnenolona, maca, ginseng, arginina y vitamina E.

Médula suprarrenal

La médula de las glándulas suprarrenales está formada por células cromafinas que rodean los vasos mayores y que están inervadas por fibras simpáticas del sistema nervioso autónomo.

- Adrenalina. Ante todo, la adrenalina (o epinefrina) es una hormona de acción, secretada por las glándulas adrenales en respuesta a una situación de peligro. Entre los efectos fisiológicos que produce están:

  ◇ Aumentar, a través de su acción en hígado y músculos, la concentración de glucosa en sangre. Esto se produce porque, al igual que el glucagón, la adrenalina moviliza las reservas de glucógeno hepático y, a diferencia del glucagón, también las musculares.

◇ Aumentar la tensión arterial.

◇ Aumentar el ritmo cardíaco.

◇ Dilata la pupila para tener una mejor visión.

◇ Aumenta la respiración, por lo que se ha usado como medicamento contra el asma.

◇ Puede estimular al cerebro para que produzca dopamina, hormona responsable de la sensación de bienestar, pudiendo crear adicción.

Se activa con la fenilalanina y la tirosina.

Se inhibe con la mayoría de las plantas sedantes y la disminución del glucógeno hepático, efecto que se produce durante el ejercicio físico.

• Noradrenalina (o norepinefrina). Tiene múltiples funciones fisiológicas y homeostáticas al actuar como hormona o neurotransmisor. Afecta al corazón incrementando el ritmo de las contracciones.

Junto con la adrenalina mejora las reacciones de lucha o huida, desencadenando la liberación de glucosa de las reservas de energía, e incrementando el flujo sanguíneo hacia los músculos. Incrementa el suministro de oxígeno del cerebro.

Se activa con la luz natural, la tirosina y la vitamina B_6.

Tiroides

El tiroides es una glándula bilobulada situada en el cuello y básicamente regula el metabolismo.

Las hormonas tiroideas tienen efectos sobre casi todos los tejidos del organismo, aumentando la termogénesis y el consumo de oxígeno, y son necesarias para la síntesis de muchas proteínas; de ahí que sean esenciales en los períodos de crecimiento y para la organogénesis del sistema nervioso central.

Se activa con el yodo y los aminoácidos tirosina y fenilalanina, maca, cobre, algas laminarias y fucus.

Se inhibe con avena, rábanos, manganeso-cobalto, agripalma, coles, L-carnitina, litio, valeriana.

Tiroxina

Es la hormona más importante que produce la tiroides y con ella se efectúa el control de la producción de energía en el cuerpo, siendo necesaria para mantener la tasa metabólica basal a un nivel normal. Sin metabolismo correcto todas las funciones energéticas del cuerpo humano quedarían afectadas y a corto plazo la supervivencia. Es una hormona antienvejecimiento.

Triyodotironina

Su función es estimular el metabolismo de los hidratos de carbono y grasas, activando el consumo de oxígeno, así como la degradación de proteínas dentro de la célula.

Calcitonina

Esta hormona juega un papel importante en la homeostasis del calcio, al disminuir los niveles de calcio y fósforo en la sangre. Inhibe la absorción intestinal del calcio evitando que aumente en sangre. Aumenta la excreción de calcio y magnesio por los riñones.

Se estimula con la ingestión de salmón.

Se inhibe con la vitamina D.

CAPÍTULO 2

Ejercicio, sueño y reposo

Ejercicio físico

Aunque la frecuencia del sedentarismo aumenta con la edad, hasta tal punto que el 52 % de los mayores de 65 años declaran pasar la mayor parte de su jornada sentados, no está clara la influencia positiva del ejercicio continuado. Lo que parece seguro es que un poco de actividad diaria reduce la incidencia de las enfermedades coronarias, la hipertensión, la diabetes y el colesterol, así como la aparición de depresión y ansiedad. No obstante, el ejercicio convertido en una obligación y mucho más aquel que implica competir, puede producir más daño que el sedentarismo. No hay ninguna especie que se mueva durante largas horas sin un fin práctico relacionado con la supervivencia, salvo el ser humano.

Otro aspecto sobre el ejercicio continuado es aquel que tiene que ver con el concepto de fortaleza asociada a salud o belleza. Se piensa que una persona que haga deporte indudablemente estará más fuerte que quien no lo haga, y como consecuencia también más sana y más bella.

Posiblemente este razonamiento equivocado es el que ha llevado a muchas personas a someterse a largas sesiones de gimnasio, práctica deportiva o a efectuar largas caminatas.

Cuanto más ejercicio, más salud y belleza –parecen decirnos–. Pero no es así del todo.

Indudablemente el ejercicio aumenta la fuerza, la velocidad y las habilidades físicas, y con frecuencia mejora nuestra estética corporal, pero el problema surge cuando sobrepasamos cotidianamente nuestra capacidad genética a causa de un concepto equivocado sobre la utilidad del ejercicio. Llegado a un punto de exageración, como ocurre con la maratón, el entrenamiento exhaustivo del *fitness* y hasta con los bailes de salón practicados diariamente durante varias horas, el cuerpo para adaptarse a las nuevas exigencias debe descuidar otras funciones corporales, algunas de ellas necesarias para un buen envejecimiento.

El sistema endocrino, el hígado, el sistema articular, el bazo y el propio sistema nervioso son relegados por el conjunto orgánico que debe seguir proporcionando energía, nutrientes y oxígeno al sistema muscular al que estamos exigiendo todo su potencial. La consecuencia es que, aunque la persona sea fuerte a nivel muscular, el deterioro general será notorio y con ello el envejecimiento prematuro de todo el sistema orgánico.

Un razonable programa de ejercicio

Aunque la capacidad física disminuye con la edad, el grado de la reducción en la actividad física también se relaciona, en muchos casos, con la falta de deseo o de estímulos debido a condicionantes sociales.

El miedo al ridículo si se hace ejercicio junto a personas más capacitadas, el cansancio extremo incluso durante los primeros cinco minutos, y las limitaciones físicas que impiden hacer movimientos que hasta hace pocos años eran factibles, son suficientes motivos como para que el anciano desista de volver a intentarlo.

La causa del decaimiento físico hay que buscarla en las alteraciones estructurales y químicas que se producen en el envejecimiento, siendo una de estas causas las afecciones circulatorias, motivadas especialmente por falta adecuada de ejercicio.

La población que se dedica a trabajos físicos en su vida laboral no acusa este decaimiento, aunque suele padecer con frecuencia trastornos articulares y envejecimiento acelerado. En la medida en que avanza la edad disminuye la capacidad funcional de los órganos respiratorios, siendo la causa principal las alteraciones de la caja torácica, principalmente producida por el abombamiento de la columna vertebral y la osificación de los cartílagos costales. Además, la elasticidad pulmonar es menor y se produce un ligero enfisema.

De todo esto resulta que el aire residual aumenta y, por tanto, la admisión de aire limpio se realiza con dificultad. El valor límite de la respiración pasa de los 126 litros que se tenían a los 25 años, a los 90 entre los 50 y los 70 años, a lo que hay que añadir la menor difusión de oxígeno en los alvéolos.

Afortunadamente, la práctica del ejercicio moderado, acompañado de estiramientos periódicos, da como resultado una atenuación de este proceso biológico.

El primer mensaje que se debe hacer llegar a las personas de más edad es que deben mantenerse activos en su vida cotidiana y para ello hay diversas opciones. Además, muchas personas tienen una forma de vida dinámica y no sienten la necesidad de participar en programas dirigidos de ejercicios.

Aun así es conveniente potenciar ocupaciones simples como la jardinería, el bricolaje, dar paseos diarios, etcétera, sin olvidar deportes como el Tai Chi, el yoga o la gimnasia Pilates. Las artes marciales, por ejemplo, tienen una serie de ventajas sobre otros deportes que deberán ser dignas de tener en cuenta, por ejemplo: la transformación del carácter y el control de las emociones negativas que constituyen la esencia de las artes marciales, por encima incluso de las habilidades para la lucha. Sería como una terapia para la mente a través del dominio del cuerpo.

También mejoran la agilidad, velocidad, precisión, equilibrio, elasticidad, potencia y coordinación, facultades todas necesarias para una buena longevidad. Finalmente, y al tratarse de un entrenamiento a intervalos, con pausas frecuentes, y en una alternancia entre movimientos lentos, rápidos y precisos, se logra que todas las zonas corporales sometidas a esfuerzo se recuperen durante la misma sesión de entrenamiento.

Y si todo esto le parece importante, hay otro factor que hace a las artes marciales mencionadas aún más atractivas: los ejercicios de estiramiento.

En concreto, la práctica habitual de ejercicio físico moderado y no competitivo aporta una serie de beneficios antienvejecimiento, como son:

- Mejora la sensación de bienestar general.
- Mejora la salud física y psicológica global.
- Ayuda a mantener un estilo de vida independiente.
- Reduce el riesgo de desarrollar ciertas enfermedades (alteraciones cardíacas, hipertensión, etcétera).
- Ayuda a controlar enfermedades como obesidad, diabetes, hipercolesterolemia. Contribuye a disminuir las consecuencias de ciertas discapacidades y puede favorecer el tratamiento de algunas patologías que cursan con dolor.

Pero no todo son beneficios, aunque, en términos generales, el ejercicio físico moderado no comporta riesgos a las personas de edad. El problema suele originarse en el entendimiento de lo que para cada uno supone la moderación. La sobreestimación de las propias capacidades, la competitividad o el intentar mantener un tono físico similar al de otras épocas pasadas, puede comportar serios peligros que deben ser tenidos en cuenta.

Hay una pauta a seguir que nadie debería saltarse: el deporte competitivo es casi siempre perjudicial; el ejercicio individual, sin metas o sobreesfuerzos, es beneficioso.

Habitualmente se confunde practicar un deporte con hacer ejercicio, llegando al extremo de considerar saludable incluso correr una maratón.

Basta observar a estos corredores al final de su recorrido para darnos cuenta de la brutal paliza que ha tenido que soportar su cuerpo, y esto en un anciano es la antesala de las enfermedades y la muerte.

Toda práctica que implique ganar a alguien, llegar el primero, supone un sobreesfuerzo físico y psicológico que termina por dañar la salud del deportista.

Hay que seguir estas pautas:

- No competir con nadie.
- No intentar mejorar el progreso anterior.
- Cada día de entrenamiento es diferente, en intensidad, esfuerzo y duración.
- Nunca hay que agotarse.
- El ejercicio debe constituir placer, no tortura o sacrificio.
- Suspenderlo cuando se padezca alguna enfermedad infecciosa.
- Cuando el cuerpo nos invite a movernos, lo hacemos; cuando nos pida parar, nos detenemos.

El médico debe evaluar, a través del historial de la persona y de una exploración física minuciosa, la capacidad del anciano para realizar un determinado ejercicio físico. De esta manera se puede establecer correctamente el tipo e intensidad de ejercicio a realizar, aunque para ello el terapeuta debe ser un conocedor de los diferentes deportes, lo que no es habitual.

Magnificar la natación o el senderismo, sin tener en cuenta los métodos anteriormente mencionados (Tai chi, yoga, Chi kung, estiramientos, Pilates...), suelen ser los errores más habituales. De todas maneras, caminar por los parques calzando un zapato adecuado y acompañado de una persona de nuestro agrado, sigue siendo una práctica muy recomendable.

Estiramientos

Aunque no se considere como una gimnasia, ni mucho menos una actividad deportiva, lo cierto es que el estiramiento cotidiano del cuerpo supone una de las mejores alternativas para el buen mantenimiento de la salud, incluso en aquellas personas que permanecen en cama o silla de ruedas.

A la gran suma de beneficios que luego detallaremos, hay que añadir que se puede practicar en el propio domicilio, en el campo o simplemente encima de una alfombra.

La contracción muscular dificulta o impide la flexibilidad, pues esa contractura acorta el músculo involucrado, lo hace menos elástico y puede impedir que la articulación afectada vea limitada su amplitud de manera definitiva. El dolor es una de las manifestaciones habituales en las contracturas musculares y las lumbalgias son un ejemplo de ello.

Pocas personas a partir de los 25 años de edad no están afectadas de dolores lumbares, y recurren al consumo de medicamentos para tratar de aliviar un mal que requiere, básicamente, ejercicios físicos de estiramiento. La limitación de los movimientos para evitar la aparición del dolor trae como consecuencia una atrofia de la propia articulación, un aumento de los depósitos calcáreos en los espacios interarticulares y la esclerosis por falta de uso de los tendones y ligamentos.

La columna vertebral es una de las zonas corporales más afectadas por esta limitación voluntaria del movimiento y, con ello, aparecen pronto otra serie de alteraciones.

Puesto que la cabeza y el cuello, así como los hombros, necesitan un buen soporte óseo para su postura natural, las alteraciones en la zona lumbar terminan por cambiar, a su vez, toda la zona superior. En este momento y junto con la aparición de nuevos dolores, la persona afectada limita los movimientos del cuello. Las vértebras cervicales que deben soportar el gran peso de la cabeza acusan deformaciones.

Todas estas alteraciones, que en sus comienzos se asimilan cambiando posturas y limitando la funcionabilidad corporal, son los primeros síntomas del envejecimiento, un cambio que se percibe en forma de escalera, en períodos cortos y bruscos, pasados los cuales el cuerpo se adapta de nuevo hasta el próximo declive. Es primordial actuar preventivamente, en lugar de esperar a corregir los daños ya instaurados.

La fuerza muscular es aparentemente lo primero que se pierde, aunque la realidad es que será en el sistema articular donde más se aprecian las señales de envejecimiento. Progresivamente, las personas van limitando la amplitud de los movimientos y poniendo en acción partes corporales que antes permanecían habitualmente inmóviles. Un ejemplo de ello es la rotación del cuello para mirar hacia atrás, incluso lateralmente, que un niño es capaz de efectuar sin apenas mover la cintura y mucho menos la cadera. Sin embargo, cuando un anciano tiene que mirar a un lateral debe girar también la cadera, pues las vértebras del cuello ya no tienen suficiente juego.

Estos inconvenientes se perciben en todo el sistema óseo y articular, aunque hay partes como la cadera, los hombros y el cuello que se ven afectadas más intensamente. Esto conlleva un mal adicional, pues la limitación en la amplitud del movimiento articular ocasiona una atrofia de los músculos involucrados y una mayor rigidez en los tendones y ligamentos.

Con el tiempo, estas partes blandas sin uso frecuente se esclerosan y se acortan, con lo cual la deformación de los huesos se acentúa. Llegado a este punto y si no se pone en marcha un programa de flexibilidad y elasticidad, el organismo sustituye el tejido adiposo y fibroso (colágeno) por otro carente de función. Recordemos al lector que la flexibilidad se refiere a la amplitud de las articulaciones, mientras que la elasticidad nos habla de ligamentos y tendones.

Beneficios

Los ejercicios para mejorar la elasticidad proporcionan una gran variedad de beneficios a cualquier persona, destacando en primer lugar el conocimiento del propio cuerpo, sus limitaciones y virtudes. Los minutos dedicados a estirar el cuerpo hacen que una persona sepa ciertamente para lo que está cualificado y para lo que no. Basándose en estos conocimientos elaborará la preparación corporal más adecuada, no tratando de realizar actos para los que no está capacitada, los cuales, además, supondrán un riesgo enorme de lesión.

Mejorará la capacidad para relajarse a voluntad y eliminar las tensiones que la vida le depara, desapareciendo el deseo de querer ganar a los demás, tal y como ocurre en las actividades deportivas, instaurándose sólo el deseo de mejorarse a sí mismo. Esto nos lleva a estimar que los ejercicios de estiramiento ayudan a relajarse mental y físicamente.

La mayor amplitud articular evitará las enfermedades reumáticas, ya que los movimientos continuados de una articulación impiden su degeneración y la acumulación en ella de sustancias de desecho.

Si con el paso de los años las personas van reduciendo su capacidad para ser flexibles y terminan moviéndose con una rigidez extrema, se debe básicamente a que en años anteriores dejaron de trabajar sus articulaciones en toda su extensión.

Un ejemplo de ello lo tendríamos en las vértebras cervicales, especialmente en las personas ancianas, quienes cuando miran hacia atrás no giran apenas la cabeza y prefieren rotar la cintura e incluso el cuerpo en su totalidad. Esta limitación en el movimiento del cuello la iniciaron muchos años atrás, quizá por comodidad, y el resultado final es un anquilosamiento de las vértebras cervicales.

Otro beneficio indudable del programa de flexibilidad es la mejora del aspecto estético, del porte. La posición erecta, lo mismo que la de sentado, necesita de una buena disposición articular para que sea agradable y no grotesca.

Esa misma buena posición contribuirá a que funciones tan importantes como la respiratoria y la digestiva, por ejemplo, se realicen correctamente. Muchos ancianos verían aliviadas sus enfermedades respiratorias si decidiesen realizar más ejercicios corporales, en lugar de tomar tantos medicamentos.

El asma, por ejemplo, se podría mejorar simplemente con estiramientos del diafragma. Es una terapia física antienvejecimiento.

La respiración

Cuando se inspira los músculos se tensan y es casi imposible estirarlos, mientras que este esfuerzo es más fácil en la fase de fuerte espiración. Es más, cualquier movimiento, pasivo o dinámico, incluso los asistidos por otra persona, deben ser efectuados siguiendo el ritmo natural de la respiración.

Se recomiendan las siguientes fases:

1. Se realiza un estiramiento previo, por ejemplo de la columna.
2. Se toma aire y se espira fuertemente mientras se estira un poco más.
3. Se mantiene unos segundos la posición hasta que moleste.
4. Se afloja un poco, se toma aire nuevamente y al soltarlo se aumenta la distancia primera.
5. Se mantiene el progreso, se afloja nuevamente, se mantiene al menos un minuto y se vuelve a inspirar y espirar profundamente, forzando un poco más la posición. Esta última fase se mantiene hasta que la molestia comience a notarse como dolor.

Las mejoras

La terapia de elasticidad (ligamentos), flexibilidad (articulaciones) y elongación (estiramiento forzado), efectuada apenas uno o dos días por semana, proporciona en poco tiempo los siguientes beneficios:

1. Un relajamiento general muy superior a cualquier sistema tradicional, incluso superior al yoga.
2. Un aumento del riego sanguíneo en todo el sistema articular y muscular.
3. Una mejora en el sistema venoso y arterial, pues el estiramiento involucra a todo el cuerpo.
4. Una disminución instantánea de contracturas y rigideces musculares.

5. Una disminución paulatina de los dolores reumáticos.
6. Un enderezamiento de la columna vertebral.
7. Un aumento significativo de la estatura en personas mayores.
8. Un porte erguido y saludable.
9. Un aumento de la capacidad pulmonar al mejorar la amplitud de la caja torácica.
10. Una capacidad mejorada para la práctica de cualquier deporte.
11. Un andar más estético y elegante.
12. Es una terapia antienvejecimiento.

La elasticidad proporciona un bienestar físico y psíquico intenso desde la primera sesión, y la persona tiene la sensación de estar flotando y de pesar menos. Por todo ello, es fácil asegurar que el entrenamiento de la elasticidad, flexibilidad y elongación es imprescindible si se quiere tener una larga vida muscular y esquelética, y una buena eficacia para realizar las labores cotidianas, tanto laborales, como recreativas u hogareñas. Con este sistema las piernas son más ágiles, es más fácil desplazarse con velocidad, mover el cuello, girar la cintura y agacharse para recoger objetos.

Los estiramientos, junto con unos pequeños ejercicios de respiración y movimiento muscular suave facilitan que las personas consigan una forma física extraordinaria en pocos días, sin contraindicaciones, y su estado emocional será más relajado y eficaz.

Lo cierto es que cuando hemos realizado ya algunas sesiones de estiramiento notamos enseguida que algo ha cambiado en nuestro cuerpo. Una nueva sensación nos invade y hasta parece que nos movemos con más libertad, que somos más fuertes y que nuestras habilidades físicas han aumentado. Pronto nos damos cuenta de que quizá todo es cuestión de insistir y que lograremos estirar todo lo que queramos, ya que los dueños de nuestro cuerpo somos nosotros y podemos luchar contra el prematuro deterioro corporal. Cierto es que las tensiones a las que sometemos a nuestros músculos para lograr que sean elásticos son muy intensas, pero si no desmayamos enseguida nos sentiremos tan diferentes con pocas sesiones que valdrá la pena el esfuerzo.

Reposo y sueño

No hay que olvidar algo muy importante: la mejora física, la reconstrucción de los tejidos gastados o dañados, se realiza durante la fase de descanso y, si no es suficiente, no hay progreso, e incluso pueden darse lesiones o deterioro en la salud.

Pero el sueño en los ancianos no es uniforme, y se suele efectuar durante cortos períodos diurnos; por eso tienen dificultad para conciliar el tradicional descanso nocturno de ocho horas, siendo presionados con demasiada frecuencia para que se tomen sedantes que no necesitan. Quizá sus cuidadores necesiten dormir toda la noche, pero los ancianos no.

Estas variaciones del sueño nocturno no ocurren en todas las personas mayores, y aproximadamente una cuarta parte de los ancianos no hacen ninguna siesta durante el día, aunque la mayoría de los que permanecen inactivos tienen episodios de sueño de corta duración en el momento en que se sientan más de una hora seguida.

Dentro de los trastornos de sueño en el anciano, el insomnio es uno de los más frecuentes, definiéndose como tal la percepción por parte de la persona de que su sueño es inadecuado. No es cuestión de horas dormidas, sino de sensación de no haber dormido lo necesario.

Los síntomas más comunes son dificultad para conciliar el sueño, frecuentes despertares, escaso tiempo total de sueño y sueño no reparador. Estas alteraciones afectan a un 50 % de las personas mayores de 65 años, preferentemente las inactivas.

El insomnio o el sueño no reparador suele estar ocasionado por:

- **Apnea del sueño:** Se caracteriza por la existencia de episodios de ausencia de respiración en 10 segundos o más durante el sueño.

Cuando se repiten en el transcurso de la noche, el sueño profundo no se efectúa y hay somnolencia durante el día.

También es frecuente que ronquen nada más dormirse, tornándose el ruido más intenso poco a poco. Hay también cambios en el tipo e intensidad del ronquido y sonidos diversos al cambiar de posición, algo que ocurre durante casi toda la noche.

En los períodos de apnea, el nivel de oxígeno en la sangre baja de manera drástica, ocasionando síntomas de somnolencia durante el día.

• *Músculos inquietos:* Es un trastorno del sueño caracterizado preferentemente por incomodidad de las piernas durante el sueño que sólo se alivia cambiándolas con frecuencia de posición. También suele ocurrir con los hombros o los brazos, lo que obliga a moverse en la cama repetidas veces por la noche. Estos síntomas pueden durar una o más horas, ocasionando una disminución en la calidad del sueño y la consecuente somnolencia durante el día, así como ansiedad o lentitud en los procesos del pensamiento.

• *Medicamentos:* Casi todos los medicamentos pueden afectar al sueño, mucho más si la medicación es diversa.

Entre aquellos que impiden conciliar un sueño profundo están los derivados teofilínicos (empleados en el asma y la bronquitis), los antihipertensivos de acción central, los betabloqueantes (postinfarto), los antidiabéticos o los diuréticos. También ocasionan insomnio, paradójicamente, los mismos medicamentos para dormir, tanto por dependencia como por aumento de la tolerancia.

• *Estimulantes:* El alcohol, que en pequeñas dosis puede inducir el sueño, en los alcohólicos se convierte en su mayor enemigo, actuando incluso como estimulante. El tabaco, a causa del efecto de la nicotina sobre el sistema circulatorio, produce relajación durante el día, mientras que la cafeína (café, té, chocolate, cola,) tomada incluso 12 horas antes puede impedir conciliar el sueño. En estos casos, de nada vale las reacciones que se hayan tenido en los años anteriores, pues con la edad la tolerancia a los estimulantes es menor.

- **Enfermedades:** Cualquier enfermedad lo suficientemente grave puede romper el ciclo vigilia/sueño.

  Los mecanismos habituales por los que éstas causan insomnio son: el dolor en las enfermedades neoplásicas u osteoarticulares; la disnea en las enfermedades cardiorrespiratorias; la frecuencia urinaria (un 20 % de los despertares de más de 5 minutos en los ancianos es causado por el deseo de orinar), las enfermedades endocrinas o prostáticas. También las enfermedades psiquiátricas pueden ser causa de insomnio (por ejemplo, la demencia y la depresión).

- **Otros:** Los malos hábitos de sueño no son imputables siempre al propio anciano, pues hay factores ambientales desfavorables (incluso en los hospitales), problemas sociales (desavenencias familiares), situaciones de estrés, o falta de adaptación a cambios en el estilo de vida, todos los cuales influyen negativamente en la capacidad o habilidad para conciliar el sueño.

Recomendaciones para un sueño reparador

- Mantener horarios regulares, tanto para acostarse como para levantarse.
- Dormir sólo lo necesario para encontrarse descansado y despejado al día siguiente, limitando la presencia en la cama a un máximo de 8 horas.
- Durante el día, limitar las siestas a un tiempo máximo total de 15 minutos.
- Intentar realizar ejercicio moderado y continuado durante el día (caminar es suficiente), aunque no en las horas inmediatamente anteriores al acostarse.

- Si se conserva una aceptable condición física, hacer el amor antes de dormir.
- Procurar que el dormitorio sea tranquilo y sin exceso de luz, con una temperatura agradable. En una cama confortable, con un pijama adecuado.
- Cuidar la alimentación, procurando cenar con antelación y evitando irse a la cama con hambre.
- Evitar las sustancias estimulantes a partir del mediodía.
- No esforzarse demasiado en intentar dormir. Si después de 30 minutos de estar en la cama es incapaz de conciliar el sueño, es mejor levantarse y realizar alguna actividad relajante como leer o darse una ducha de agua templada.
- Quitar los despertadores que marcan sonoramente los segundos y cambiarlos por los digitales.
- Limitar la ingesta de líquidos dos horas antes de irse a la cama, para evitar la producción de orina.

Medidas farmacológicas naturales

Por la dependencia y los efectos perjudiciales en el resto del organismo, no podemos recomendar el uso de ningún medicamento. En su lugar, recomendamos el consumo de plantas medicinales como azahar, tila, lúpulo o pasiflora, que son muy adecuadas incluso para períodos prolongados. En casos crónicos se recomiendan mejor melisa y espino blanco, complementados con triptófano 5-HTP y vitaminas del grupo B. No obstante, aconsejamos especialmente el consumo diario de melatonina, la hormona natural del sueño, la cual con apenas 3 mg proporciona a la media hora un sueño intenso y reparador, añadiendo un despertar sin problemas ni somnolencia.

CAPÍTULO 3

Sexualidad y longevidad

Un cambio demográfico sin precedentes en la población, con miles de personas mayores de 65 años pidiendo el mismo tipo de vida sexual que los más jóvenes, ha irrumpido pujante en la sociedad. La mayor esperanza de vida, los divorcios frecuentes, las nuevas uniones sentimentales, y una gran disponibilidad de tiempo libre, han sacado a la luz lo que ya sabíamos: que el impulso sexual se mantiene casi hasta el fin de nuestros días.

Las oportunidades para la intimidad son ahora más extensas y variadas, al mismo tiempo que ya se dispone de una experiencia en la relación de pareja que facilita que los encuentros íntimos sean más eficaces y reconfortantes. Cuando un adulto mantiene activa su vida sexual, lo suele hacer de modo eficaz y gratificante.

El mercado farmacéutico y los productos naturales han permitido alcanzar una plenitud física que hace años no era posible, permitiendo reanudar o incrementar la actividad sexual a millones de personas mayores.

Sin embargo, y a pesar de lo mucho que sabemos ya de la conducta sexual, apenas conocemos nada del comportamiento íntimo de las personas mayores de 65 años, quizá porque damos por hecho que ya no tienen ningún tipo de actividad. Se trata de estereotipos que nadie parece tener interés en cambiar.

Los hombres tienden a ser sexualmente más activos en edades elevadas que las mujeres, pero quizá se deba a que ellos lo cuentan y ellas hablan menos. También es posible que se trate simplemente de disponibilidad para encontrar pareja, ya que los hombres mayores solteros buscan mujeres más jóvenes con las cuales empezar una nueva vida, mientras que las mujeres parecen tener mayor dificultad o menos necesidad. Todo esto está cambiando.

Las estadísticas señalan que la mayor parte de los varones suelen encontrar nuevas parejas hasta los 70 años, mientras que las mujeres tienen cierta dificultad pasados los 60 años. En medio, y como causas anexas, estarían los problemas médicos como la disfunción eréctil, la dispareunia, la sequedad vaginal y la simple pérdida del interés que conlleva hasta la aversión al sexo. Muchos medicamentos de uso continuado son los culpables de no pocas de estas anomalías y disfunciones.

Se admite en el ámbito social que la sexualidad es un intercambio saludable para las personas, pero con ciertos límites, los cuales están fijados entre antes de los 12 y después de los 70 años. Aunque todos están de acuerdo en limitar las relaciones sexuales en los niños, no existe una postura definida para los ancianos.

Es frecuente que los hijos de padres divorciados se muestren hostiles con los devaneos sexuales de sus padres divorciados o viudos, y hasta les impiden con chantajes que puedan seguir teniendo una vida sexual activa libre. Imaginarse a su padre de 70 años haciendo el amor con una mujer de 30 les parece tan aberrante como si lo hiciera con una de 65. Es más, si una madre divorciada y sexagenaria pide a su hijo una habitación para hacer el amor con su nueva pareja, seguro que le sería negada.

Pero debemos recordar que la sexualidad incluye todas las formas de expresión, desde la aproximación, el tacto, la intimidad emocional, la compañía, la masturbación, etcétera, y no solamente el coito. ¿Cuál es, entonces, la razón para que los todavía jóvenes consideren que, pasadas ciertas edades, el deseo sexual es algo que ya no debería existir?

¿Por qué se reprime en los hospitales e, incomprensiblemente, en las residencias de ancianos?

¿Cuál es la edad «correcta» para sentir pasión sexual? Las relaciones sexuales son una parte importante de placer físico y psíquico, y siempre posible entre el hombre y la mujer, aunque las capacidades físicas de cada uno obliguen a modificar el cómo y, especialmente, la frecuencia.

No hay ninguna enfermedad que justifique la abstinencia sexual, pues las variantes para el placer son tantas que siempre se encontrará una adecuada. Si él no puede llevar el control que sea ella; si ella está débil que pida caricias; si no es posible el coito o hay carencia de orgasmos, queda todo un mundo de sensaciones por disfrutar.

Suprimir la sexualidad en la vejez dará lugar con frecuencia a una gran cantidad de desórdenes psicológicos, como malhumor, frustración y con frecuencia depresión, pues la carencia de caricias, abrazos y besos termina por amargar la vida.

La función sexual se ha definido como un proceso de integración emocional, corporal, intelectual y de aspectos sociales, siendo la sexualidad geriátrica una expresión psicológica de emociones y compromisos, que requiere la mayor cantidad y calidad posible de comunicación entre compañeros, en una relación de confianza, de amor, de compartir placer con o sin coito.

Indudablemente con el envejecimiento se produce una disminución de los niveles de hormonas sexuales como la testosterona en el hombre, y la progesterona y los estrógenos en la mujer, dando lugar a ciertos cambios físicos:

- En el hombre disminuye la producción de espermatozoides, el tamaño testicular y la viscosidad del fluido seminal. La respuesta a la excitación es más lenta, la erección es menos firme, hay ausencia de eliminación de líquido preeyaculatorio, orgasmos de duración disminuida, y aumento del tiempo en volver al estado previo a la estimulación, lo que se conoce como período refractario.

- En la mujer se produce una respuesta más lenta a la excitación, una reducción de la lubricación y en ocasiones un coito más doloroso (dispareunia), disminuyendo la duración y el número de orgasmos. También se tarda más tiempo en volver a la fase preestimulatoria, pero la capacidad multiorgásmica está conservada. En ambos casos, la medicina natural tiene no pocas soluciones.

- En relación a la pérdida de interés por la sexualidad, un reciente estudio observó que un 75 % de los hombres permanecen sexualmente activos durante la séptima década de la vida, y que en un porcentaje equivalente de mujeres permanece la capacidad de orgasmo. Otros expertos estudiaron la persistencia del interés sexual, encontrando que los hombres entre los 60 y 65 años presentaban entre un 77 % y un 88 % de interés sexual, que disminuía al 50-72 % posteriormente. En las mujeres entre 60 y 65 años este interés oscilaba entre 50 % y 71 % y disminuía a porcentajes de 19 % a 33 %, entre los 78 y más años.

Estas cifras nos demuestran, en parte, el impacto de los cambios psicológicos y fisiológicos asociados al envejecimiento, en el que la aparición de consultas por problemas sexuales requiere por parte del médico una correcta evaluación de la función sexual, que en el anciano debe ser siempre global, tomando en cuenta los factores que influyen en el comportamiento sexual del anciano, tales como: la salud general, la disponibilidad de compañero/a, la personalidad, las actitudes, el nivel sociocultural, las creencias sexuales, etcétera.

En la madurez, cuando los ardores incontrolables de la juventud han desaparecido, renace una plenitud sexual que hace disfrutar del sexo con mucha y distinta intensidad. En el caso en que sigamos viviendo con nuestra pareja (casados o no), los años de convivencia no habrán quitado aliciente al sexo, sino todo lo contrario, ya que al conocer mucho mejor el cuerpo de nuestra pareja, sus deseos y reacciones, podemos hacerla feliz, lo mismo que ella a nosotros. Y es que el amor es eso, un elixir de vida que nunca cansa; mucho menos si lo hacemos con alguien a quien conocemos y amamos.

El deseo sexual

No existe sentido humano que mueva tantas batallas, dinero, ni pasiones, como el instinto sexual. Ni siquiera el instinto materno, tan intenso y profundo, ha creado tantos problemas y sinsabores como el sexual. Reyes, princesas, cortesanas, mendigos, ricos, intelectuales y labriegos han visto su vida hundida a causa de un infortunio sexual.

Y es que la atracción hacia el otro sexo suele ser incontrolable y en muchísimas ocasiones nos obliga a realizar actos que en estado de sensatez nunca llevaríamos a cabo.

Es difícil encontrar una definición universal para el impulso sexual, pero sabemos que cuando se desencadena la libido todo se transforma en nosotros. Parece ser que el instinto y nuestra composición hormonal son la causa de todo, aunque un deseo fuerte puede ser consecuencia también de un olor, una imagen o un tipo de piel determinada.

Nadie sabe por qué reaccionamos con pasión hacia una persona, aunque ésta nos sea hostil y su apariencia poco bella, y con indiferencia hacia otra más bella y que se desvive por nosotros.

Cuando deseamos a una persona el cuerpo parece transformarse en una bola de fuego, nuestros músculos se ponen tensos como el arco, aumentan las pulsaciones y el flujo de sangre hacia los órganos sexuales nos da la impresión de que estamos perdiendo el control de nuestros actos. Lo único que queremos es tocar a la persona deseada.

Hay médicos empeñados en decirnos que el secreto está en la hormona testosterona (ahora hablan de endorfinas y feromonas) y que nuestro instinto se rige por esta hormona, especialmente en el hombre. Pero si esta teoría fuera cierta tendríamos que reaccionar positivamente ante cualquier persona del otro sexo y no solamente hacia una en concreto.

Lo cierto es que, a pesar de que nuestro nivel de testosterona esté a rebosar, una persona nos puede causar indiferencia y otra una pasión intensa.

Hombres y mujeres

La diferencia entre hombres y mujeres está en el modo de vivir y sentir el deseo, no en la intensidad del mismo. Ambos no tienen los mismos instintos a la hora de hacer el amor, ni los mismos miedos, ni reaccionan a los mismos estímulos. Un hombre puede desear el suicidio si se considera impotente, pero una mujer frígida ni siquiera se sentirá responsable de su falta de orgasmo.

Aparentemente el deseo en el hombre es más vivo y el de la mujer es más sutil, más lento, pero eso es quizá antes del acto sexual, durante el preludio amoroso, ya que una vez comenzadas las primeras caricias la pasión de ambos se mezcla y es imposible saber quién siente con mayor intensidad.

Lo que parece cierto es que el deseo sexual del hombre es más estable que el de la mujer. A lo largo de toda su vida e incluso si solamente tiene relaciones sexuales con una mujer, el hombre casi siempre está dispuesto al juego del amor. La mujer, por el contrario, sufre oscilaciones en su deseo sexual, influenciada preferentemente por el medio que la rodea y su propia fisiología. Una aventura extramatrimonial, sin embargo, suele ser vivida con más pasión por la mujer que por el hombre. Para éste, suele ser una situación más de placer, de conquista o de ego, mientras que para la mujer es la liberación de sus penas o frustraciones.

La mujer reacciona muy bien cuando se siente deseada, mientras que al hombre le influye más la dificultad en lograr llegar a la mujer deseada; cuanto más difícil, más deseo sexual, aunque una vez finalizado el acto la decepción suele ser mayor. Por este motivo, la mujer busca siempre sentirse deseable y pone cierta resistencia a la conquista inmediata, ya que sabe que las presas fáciles no logran grandes pasiones. Tiene que hacer notar al hombre que para conquistarla deberá hacer méritos.

La disminución del deseo

Hay bastantes motivos para que disminuya el deseo, incluso hacia una pareja que nos gusta. El deseo sexual y placer van unidos y, por tanto, si una persona no siente placer en sus relaciones sexuales es muy posible que pierda el deseo. El apetito sexual es básicamente un proceso psicosomático basado esencialmente en la actividad cerebral, el cual actúa como un guionista de cine que nos va indicando las fases de la excitación, aunque previamente nos avisa de si existen o no los requisitos necesarios para excitarnos, como son la motivación y las ganas de realizar el acto sexual. Pero la libido es muy caprichosa, impredecible y frágil.

El estrés, la depresión, o estar pensando en otra cosa, son motivos suficientes para hacernos perder nuestro impulso sexual. En este sentido, la cabeza domina nuestras emociones corporales y, si el inconsciente está frío o en otro lugar, no hay nada que hacer.

Las variaciones hormonales, menopausia o andropausia (término incorrecto), influyen menos de lo que la gente pueda pensar, e incluso en esas épocas hay un renacer de la sexualidad y el disfrute, aunque nuestros genitales no tengan la calidad de antes. El mejor dominio de la técnica amorosa, el aumento del tiempo disponible para dedicarlo al sexo y haber desterrado todos los mitos y traumas de la juventud en este tema, hace que la sexualidad pasados los 60 años pueda ser más placentera que nunca.

He aquí algunos consejos:

• Siempre es mejor hacer el amor con una persona a la que realmente amamos.

- Si no tiene pareja pero quiere tener relaciones sexuales, procure no pagar por ellas; a buen seguro jugarán con sus sentimientos.
- Si se considera tan feo/a que necesita pagar para poder hacer el amor con alguien, al menos exija que se lo hagan pasar bien.
- Si tiene pareja estable desde hace años no estaría de más que modificase en algo su apariencia física. Permanecer atractivo, dentro de nuestras posibilidades, siempre ayuda.
- No se olvide del juego amoroso por el día.
- El sexo bien llevado le mantendrá en forma y dará lozanía a la piel.
- No trate de aprender nuevas posturas para hacer el amor; el secreto no está ahí.
- No se avergüence de su cuerpo ya algo envejecido ni menosprecie el de su compañero/a.
- Si tiene dificultades para llegar al orgasmo, no se preocupe. El amor es mucho más. Basta con que disfrute.

Relación de productos afrodisíacos naturales

En esta relación hemos incluido algunos de los más populares, pero no olvide que el mejor afrodisíaco es que le guste su pareja. Si no es así, ninguno de los que se nombra a continuación surtirá efecto.

Alimentos

Ajedrea
Condimento que tiene buenas propiedades para el varón, lo mismo que la artemisa las tiene para la mujer. No se olvide de incluirlas en sus platos diarios.

Apio
Actúa sobre los órganos genitales masculinos y tiene buena reputación como afrodisíaco, especialmente su jugo.

Avena

Los últimos estudios se refieren a la avena como un extraordinario rejuvenecedor en ambos sexos.

Cacao

Está comprobado que una taza de chocolate antes de acostarse nos proporciona energía durante toda la noche.

Dátiles

Los árabes y beduinos tienen fama de buenos amantes y ellos dicen que, en parte, es gracias al consumo cotidiano de dátiles.

Jalea real

Su efecto es lento pero seguro.

Miel

Recuerden que la frase de «Ir de luna de miel» viene de antiguo y a los recién casados nunca les faltaba su jarra de miel a la cabecera de la cama.

Regaliz

Contiene estrógenos naturales.

Polen

Uno de los mejores e inofensivos afrodisíacos. En el hombre aumenta la cantidad y calidad del semen.

Trufa

Hay que procurar que sea auténtica, ya que su reputada fama como afrodisíaco no es infundada.

Plantas medicinales

Ajenjo
Esta hierba que se utiliza para elaborar aperitivos, mezclada con algo de alcohol se comporta como un buen desinhibidor.

Canela
Tradicional especia en los platos de arroz con leche y en la elaboración de vinos afrodisíacos para la mujer. Mezclada con champán parece ser más eficaz.

Damiana
Hierba procedente de la cultura de los indios norteamericanos, con efectos afrodisíacos y antiestrés.

Dong Quai
Muy eficaz en mujeres. Además, rejuvenece su sistema endocrino.

Epimedium sagittatum
La popular hierba de cabra, es un legendario remedio contra la disfunción eréctil y la carencia de testosterona.

Eleuterococo
Es el Ginseng siberiano y se dice que es más eficaz en la mujer que en el hombre, pero lo pueden tomar ambos hasta 2 g al día.

Ginkgo biloba
Una de las mejores hierbas para los varones. Aumenta la cantidad de sangre que llega a los cuerpos cavernosos del pene.

Ginseng
Fue una de las primeras plantas medicinales utilizada como afrodisíaca. Se recomienda tomar al menos un gramo al día.

L-arginina

Este aminoácido es capaz de aumentar la producción de óxido nítrico, ocasionando una vasodilatación intensa en el pene.

Maca

En América Latina goza de gran reputación como afrodisíaco. Se debe tomar de manera continuada para que haga efecto.

Muira Puama

Procedente de la selva brasileña, es famosa por sus buenos efectos en la disfunción eréctil.

Ortiga verde

La ortiga verde aporta energía y rejuvenecimiento en los órganos sexuales.

Saw palmeto

Imprescindible cuando existan problemas de próstata y disfunción sexual.

Tríbulus terrestris

Aumenta la musculatura, inclusive la del pene.

Vincapervinca

Es la hierba más adecuada en la ancianidad.

Yohimbina

El más antiguo de los afrodisíacos.

CAPÍTULO 4

Hobby y espiritualidad

Los tiempos de cambios drásticos son tiempos apasionados, ya que nunca podemos estar preparados para lo que es totalmente nuevo. Tenemos que ajustarnos a las nuevas situaciones y en este test habremos de probarnos a nosotros mismos, ya que nuestra autoestima, hasta entonces muy segura, puede entrar en crisis.

Pero nuestro programa de mejora no puede estar completo y, hasta es posible que fracase estrepitosamente, sino cambiamos todos los aspectos más importantes de nuestra vida. Y en este cambio se incluye al alma, el principio vital o esencia interna de cada uno de nosotros con la cual mantenemos nuestra identidad, no explicable a partir de la realidad material. Suele ser confundida con el espíritu, pero este último concepto se refiere más bien a la capacidad de interrelación que todas las cosas guardan entre sí. En principio el alma y el espíritu funcionan juntos, pero de forma diferente. Nosotros podemos influir decisivamente en el espíritu, pero poco en nuestra alma, que nos ha sido entregada.

Y referente al espíritu, le pedimos que no confunda «tener un espíritu joven» con ponerse una camisa de flores en un intento desesperado de que alguien le diga: «Estás hecho un chaval».

Lo primero es una cualidad de alguien que quiere sentirse vital, renovado y con deseos de luchar contra la adversidad. Lo segundo es

155

un ansia mundana de aproximarse a la juventud, pero esto no le hace ni un minuto más joven ni más saludable.

Así que, una vez demostrada la necesidad de cambiar nuestros hábitos alimenticios, de hacer algún tipo de ejercicio, de mejorar nuestro aspecto externo y hasta de vivir con plenitud la vida amorosa, queda el factor más importante de todos: nuestra vida interna. Este estado nos elevará a nuevos mundos y a una concordancia entre el alma y la materia, en una simbiosis que movilizará todos los recursos disponibles para alcanzar la máxima longevidad.

La energía cuántica que mueve el universo es simplemente un efecto vibratorio que debe estar armónico para que todo siga su curso natural. Esta energía depende de nosotros mismos y nuestra relación con el exterior, y solamente puede estar disponible a partir de la paz con el alma.

Para conseguir esa plenitud que distingue a una persona vulgar de una superior, es necesario que nos introduzcamos en el mundo del espíritu, del misticismo y de la autoaprobación. Si no lo hacemos, lo único que conseguiremos es esa imagen de una cincuentona con suéter escotado y tres tallas menos, cabello rubio platino, metiendo barriga y acudiendo a una academia de bailes de salón. Y de los varones, mejor no hablar, pues tratar de ocultar la edad con el atuendo, raya en el ridículo. Necesitamos algo más para que los próximos años tengan una plenitud tal que los anteriores nos parezcan vacíos, sin sentido. Es el momento de ver algo más que el dedo señalando la Luna.

La mente influye en todas las células de nuestro cuerpo y éstas escuchan constantemente a nuestros pensamientos y se ven cambiadas por ellos: una depresión puede causar desastres en el sistema inmunológico; en cambio, enamorarse, lo puede fortalecer. La desesperación y la falta de esperanzas aumentan el riesgo de sufrir ataques cardíacos o contraer un cáncer, acortando así la vida. El gozo y la satisfacción nos mantienen saludables y prolongan la vida. El recuerdo de una tensión, que es sólo un pensamiento, libera el mismo torrente de hormonas destructivas que la tensión en sí. La bioquímica del cuerpo es un producto de la conciencia: creencias, pensamientos y emociones crean las reacciones químicas que sostienen la vida de cada célula. Una célula envejecida es el producto final de la conciencia que ha olvidado renovarse, y éste no debe ser su caso.

El deterioro de la edad sería inevitable si el cuerpo fuera simplemente material, porque todas las cosas materiales son presa de la entropía, la tendencia de los sistemas ordenados a desordenarse, como el automóvil que se oxida en un desguace. Pero la entropía no se aplica a la inteligencia y una parte invisible de nosotros es inmune a los estragos del tiempo.

Mientras en su cerebro continúen entrando percepciones, su cuerpo podrá responder de nuevas maneras. No hay secreto de juventud más poderoso que «cuando dejas de crecer, envejeces».

Los nuevos conocimientos, las habilidades nuevas, las nuevas maneras de mirar el mundo, mantienen en crecimiento a la mente y al cuerpo; mientras así sea se expresa la tendencia natural de ser nuevo a cada segundo.

Es de gran importancia poder identificarse con una realidad que no esté limitada por el tiempo, de lo contrario no hay forma de escapar a la decadencia que el tiempo trae inevitablemente; tiene que aprender a llevar su mente a voluntad a la región que más le guste y el factor tiempo no le debe limitar.

En la meditación, la mente activa se retira hacia su origen, experimentando la sensación de plenitud; sintiendo que no hay días ni años, y cuando esta experiencia se convierte en realidad desaparecen los miedos. Los científicos han descubierto que la experiencia de lo nuevo nos lleva a cambios definidos revirtiendo el desequilibrio hormonal asociado con el estrés.

Son los vacíos en el conocimiento de nosotros mismos los que nos hacen víctimas de la enfermedad, el envejecimiento y la muerte; perder la ilusión es perder inteligencia, por lo tanto, la lección más valiosa que puede enseñarnos el nuevo conocimiento es ésta: si quieres cambiar tu cuerpo, cambia primero tu mente.

Póngase en marcha

Y en ese viaje hacia la mente, lo primero que le recomiendo es ese pasatiempo embriagador, individual, no retribuido económicamente, que se llama «hobby». Sin embargo, es necesario que aquello que elijamos para ocupar nuestras horas libres sea algo soñado en nuestra niñez, algo que pueda parecer hasta infantil. No busque algo práctico, sino algo enriquecedor. Cuando usted disfruta de algo anterior, sus células se niegan a envejecer y generan vibraciones propias de los niños o adolescentes, cuando las ganas de vivir estaban en su máximo esplendor.

Hay personas que se han dedicado a aprender una carrera universitaria aprovechando los accesos a la Universidad para Mayores de 25 años o la Universidad para Mayores de 55 años, ya que en su juventud no pudieron hacerlo por falta de medios económicos. En las universidades también encontrará cursos de corta duración, sin otra finalidad que el conocimiento y para los cuales no le exigirán estudios académicos concretos. También puede acudir a los centros culturales de su barrio. Hay ofertas para todos los gustos.

Otros quizá prefieran dedicarse a la pintura y se matricularán en una academia de arte, mientras que a algunos les resultará de sumo interés empezar un curso de solfeo para poder, por fin, dedicarse a cantar ópera o zarzuela. Las frecuentes visitas a museos, o la pertenencia a grupos espirituales o metafísicos son otras opciones de gran interés.

No se olvide de consultar en las páginas de Internet la gran oferta que hay para quienes buscan nuevos lugares de encuentro con personas de inquietudes similares. En la mayoría de ellas no tendrá que pagar nada por asistir, y a cambio escuchará conferencias, participará en coloquios y podrá realizar excursiones a nuevos lugares. Y todo ello rodeado de personas que manifiestan sus mismas inquietudes.

Le puedo sugerir también que pinte o cuide su coche como si fuera un juguete o, precisamente eso, que se compre los juguetes que nunca pudo tener en su niñez. Podría dedicar sus horas libres a montar aquellas maquetas recortables que tanta ilusión le hicieron, o comprar de nuevo los soldaditos de plomo con los que jugaba con sus hermanos. Nada está vedado a la hora de escoger un hobby que le llene, incluso si lo que desea es aprender ballet, jugar al golf o participar en un rally. Puede dedicarse también a desguazar su coche y recomponerlo de nuevo hasta que parezca un modelo recién salido de fábrica, o intercambiar sellos de correos. Ni que decir tiene que si en lugar de sellos prefiere coleccionar cromos de personajes infantiles, cómics de hace 50 años o las fotos de sus artistas preferidos, puede hacerlo. Lo importante es que, cuando usted esté metido de lleno en su afición, el mundo desaparezca y se imagine como un niño con sus juguetes. Si se percibe joven así lo será; si se ve viejo aumentará su decadencia.

Como nuevas sugerencias le puedo decir que también es muy gratificante aprender teatro, fotografía, escultura y hasta fontanería. Se trata, en suma, de conseguir algún viejo anhelo nunca realizado o de intentar aprender una profesión para la que en principio no parece bien dotado. Desde hacer figuritas con palillos o miga de pan, hasta participar en un torneo de ajedrez, cualquier cosa vale. Debe intentarlo con todas sus fuerzas, ya que de ello depende su verdadera transformación. Solamente aquellas personas que vegetan jugando al mus todas las tardes, o que dependen de otros para llenar sus ratos de ocio, tienen un proceso de envejecimiento muy acelerado.

Usted va a tener la sensación no sólo de que el tiempo se le ha detenido con respecto a sus amigos, sino que está retrocediendo, que se encuentra cada día mejor, más fuerte, más feliz y seguro de sí mismo.

La espiritualidad y su relación con la longevidad

El papel de la religión en la salud fue estudiado ya en 1897 por Durkheim, quien estableció que los factores psicosociales y culturales que son modificados por la religión parecen estar directamente relacionados con la salud. Según estudios realizados, el estilo de vida y los comportamientos que promueven las diferentes creencias religiosas potencian la sensación de bienestar y salud personal.

Un grupo de expertos israelíes ha realizado un estudio de la población de su país en el que se han incluido aproximadamente 140.000 personas, con edades comprendidas entre 45 y 89 años. Los participantes han sido observados durante un período de 9 años para evaluar la influencia de las creencias religiosas en la salud, y si la religión de los vecinos determina la actitud religiosa de las personas.

Las conclusiones del trabajo han confirmado resultados de investigaciones publicadas previamente, en las que se demuestra que el estilo de vida y los comportamientos que promueven las diferentes creencias religiosas potencian la salud. Además, parece que la mayoría de las personas que fallecieron durante el largo período de seguimiento se calificaban como ateos.

Los estudios más recientes publicados al respecto demuestran que las personas con creencias religiosas tienen menos riesgo para sufrir prácticamente cualquier enfermedad, pero sobre todo se describe baja incidencia de depresión, hipertensión arterial, enfermedades infecciosas, cirrosis hepática e incluso enfermedades tumorales.

Otro factor relacionado con la mortalidad es la influencia ejercida en las personas que viven en comunidades religiosas. Los estudios epidemiológicos futuros determinarán qué influencia tiene la religión y cómo ésta puede aumentar la supervivencia de las personas creyentes.

Karma

En términos populares karma («acto») es un concepto que se emplea en las tres grandes religiones de la India para definir la efectividad de los actos humanos, y mediante los cuales quedarán determinados la clase y el nivel de la siguiente reencarnación.

El karma, pues, concibe la existencia humana como una larga cadena de vidas, en la que cada vida particular está determinada por las acciones de esta persona en su vida anterior. Por ello, una acción se convierte en karma cuando se realiza buscando un fin, especialmente en cuanto a asegurarse una buena reencarnación.

En las religiones de la India, que no conocen los conceptos de culpa, castigo y redención, el karma es un concepto esencial para comprender los comportamientos humanos y el necesario equilibrio para asegurarse un comportamiento individual correcto.

Hay, sin embargo, un aspecto en la teoría del karma que es mal entendido, y es el relativo a «pagar» la culpa de algo que hemos hecho en el pasado, cuando realmente no pagamos las consecuencias de nuestros actos, sino que recogemos las consecuencias.

Además, el concepto de tiempo pasado es también un error, puesto que si aceptamos la idea de que el tiempo no existe, que es un método que el ser humano ha establecido para poder evaluar y organizar su vida, las acciones del karma no tendrían pasado, ni mucho menos futuro, y solamente existiría el «ahora». Quizá es que los estudiosos del karma no conocían el concepto cuántico del tiempo y por eso se equivocaron. De este modo es más fácil admitir que las acciones de mis otras vidas anteriores puedan revertir en el ahora. Si en el universo no existe el tiempo como una sucesión de acontecimientos, sino solamente cambios, nuestras acciones indudablemente tendrán siempre un efecto directo en nosotros. **Todo cuanto haga «ahora», tendrá una consecuencia ahora.** Así conseguiríamos admitir esa idea de que estamos pagando las culpas de algo que hicimos en nuestras vidas pasadas, vidas que ni siquiera recordamos.

Otro concepto mucho más amplio que el referido exclusivamente a nuestros actos, y es aquel que nos hace responsables de los actos colectivos. Puesto que todos pertenecemos a un orden universal y tenemos una conciencia colectiva, nuestras acciones indudablemente tendrán una consecuencia hacia los demás, y hacia el resto del universo. Ésta es con seguridad la parte más delicada y que el karma no acaba de contemplar, aunque quizá es que no lo entendemos en su totalidad.

Lo que es seguro es que todo lo que hacemos regresa a nosotros, como la fortuna o el infortunio, como la salud o la enfermedad, y todo el futuro depende de lo bueno o lo malo que hayamos hecho en el pasado. Los resultados de nuestros actos se volverán contra nosotros inevitablemente tarde o temprano, por lo que, indudablemente, todos poseemos karma.

Los cristianos insistían en que debíamos asegurarnos del resultado de nuestras acciones, pues si la siembra no se efectuó correctamente no habrá nada que segar o recoger en el momento del Día del Juicio Final. Los hindúes, no obstante, llegan a la conclusión opuesta: «por todos los medios evite sembrar, porque si lo hace entonces tendrá que segar algún día». Ésta es la misma actitud del yogui comparada con el esfuerzo que solemos hacer los occidentales en la meditación.

El peso del karma se puede modificar con la práctica del yoga (aumento de la conciencia hasta los niveles más altos contemplativos y unitivos, según el grado y la modalidad de yoga), las buenas acciones (generosidad, conservar la alegría interior, responder bien por mal...), el ascetismo (privarse de lo que aturde los sentidos e impide el crecimiento del alma, o impide la comunicación de los seres superiores con el individuo) y el ofrecimiento ritual (valor del agradecimiento y de la generosidad).

Comportamiento

Las personas mayores con comportamientos altruistas tienen un 60 % más de posibilidades de prolongar la vida que las que tienen actitudes egoístas, según una investigación de la Universidad de Michigan sobre 423 parejas mayores de 65 años que establece por vez primera un vínculo entre los valores humanos más elementales y la longevidad.

Existe, pues, un vínculo entre la inclinación de la persona a hacer el bien a sus semejantes y la longevidad, según ha podido determinar un estudio realizado por la Universidad de Michigan. La investigación, dirigida por la psicóloga Stephanie Brown, y financiada por el Instituto Nacional de la Salud de Estados Unidos, se realizó durante cinco años sobre una base demográfica de 423 parejas mayores de 65 años.

A cada una de ellas se le presentó un cuestionario que cubría todos los aspectos de la generosidad cotidiana: dedicación a los demás, compartir las tareas domésticas, relaciones con los familiares más cercanos, contribución voluntaria a los más necesitados, escuchar a la pareja, entre otros. A lo largo de la realización del estudio, 134 personas murieron. Analizados todos los componentes que rodearon estos episodios, los resultados del estudio son sorprendentes: los fallecimientos de personas carentes de valores altruistas superan en un 60 % a los de las que expresan su amor y dedicación a los demás.

El estudio descubrió que las personas que no habían tenido experiencias altruistas tenían el doble de posibilidades de morir que las personas dispuestas a ayudar a los demás. De las personas investigadas, el 75 % de los hombres y el 72 % de las mujeres afirmaron disfrutar de relaciones amorosas hacia sus semejantes a lo largo del año anterior a ser investigados. También ha podido determinarse que recibir amor, comprensión y atención por parte de los otros no es sinónimo de longevidad, sino que la relación sólo existe entre la actitud de dar y la obtención de una vida más larga.

El estudio da a entender que las personas mayores capaces de mantener una actitud generosa hacia los demás pueden mejorar sus condiciones de salud y prolongar la vida, de la misma forma que las personas enfermas de cáncer tienen mayores posibilidades de superar la enfermedad si tienen confianza en sí mismas y ganas de vivir.

La metafísica

Como opción le recomendamos la metafísica que, como su nombre indica, se define como algo que está más allá de lo físico, dedicando su estudio a lo abstracto del Ser, de la existencia misma y de Dios. Es una parte fundamental de la filosofía que trata el estudio del Ser en cuanto tal y de sus propiedades, principios, causas y fundamentos primeros de existencia. Experimenta una fuerza ligada a la teología y frecuentemente tratan los mismos temas. La palabra «metafísica» también nos habla de aquello que permanece invisible a los sentidos físicos, intentando dar una explicación de lo que no comprendemos, de los misterios, de todo lo que no tiene una explicación evidente.

Por tanto, la metafísica es el estudio de las leyes mentales y espirituales, la materia que trata las «cuestiones últimas»; pero ¿cuáles son esas cuestiones?

Hay muchos modos de presentarlas, y no todos estos enfoques son compatibles entre sí: ¿Por qué existen las cosas? ¿Por qué es el ser y no más bien la nada? ¿Existe un Dios? ¿Qué características poseería en caso de existir? ¿Cuál es la diferencia entre materia y espíritu? ¿La voluntad del hombre es libre? ¿Todo está en permanente cambio o existen cosas o relaciones que permanecen invariables a pesar del cambio?, etcétera.

El campo de trabajo de la metafísica comprende los aspectos de la realidad que son inaccesibles a la investigación científica. Cuando algo sustancial o relevante escapa a toda posibilidad de ser experimentado (por los sentidos) por el ser humano, se considera que debe ser explicado por la metafísica. Simultáneamente surge la pregunta: ¿cómo el ser humano, a pesar de sus limitadas capacidades mentales, podría participar o alcanzar las verdades metafísicas que pretende fundamentar con la ayuda de la filosofía?

Los objetos de investigación de la metafísica serían sobre todo los siguientes:

- el Ser, la realidad, la nada, la mente, la naturaleza, Dios, la verdad
- la casualidad, causalidad, la posibilidad, el cambio
- cuál es la relación entre lo universal y lo particular
- la relación entre realidad, lo que es, y la realidad tal como la percibe el hombre
- capacidad no cultural para acceder al conocimiento
- explicación de las interrogantes del hombre: qué soy, de dónde vengo, a dónde voy
- el concepto de tiempo
- la energía universal.

La metafísica desarrolla la esencia de la filosofía: materia y forma, acto y potencia y, esencia, ser, sustancia, accidente, fin. Para algunos sus conceptos han sobrepasado todas las materias filosóficas e incluso, de manera indirecta, casi todas las ciencias particulares en general.

Realizar nuestros deseos

Se ha considerado que la felicidad consiste en vivir en continuo placer, porque para muchas personas el placer es concebido como algo que excita los sentidos, pero no todas las formas de placer se refieren a lo anterior, pues lo que excita los sentidos son los placeres sensuales. Existen otras formas de placer que se refieren a la ausencia de dolor o de cualquier tipo de aflicción, y ello nos lleva a considerar que ningún placer es malo en sí, sólo que los medios para buscarlo pueden ser inconvenientes, sea por el riesgo asumido o porque son erróneos.

Entre los deseos, algunos son naturales y necesarios, algunos naturales y no imprescindibles, y otros ni naturales ni necesarios, sólo motivados por inclinaciones sociales.

La disposición que tengamos hacia cada uno de estos casos determina nuestra aptitud para ser felices o no.

Dentro de los deseos naturales y necesarios encontramos las necesidades básicas físicas, como alimentarse, calmar la sed, el descanso, el cobijo y la sensación de seguridad.

Entre los deseos naturales están la pertenencia a un grupo, no ser excluido, ser amado, cuidar y proteger.

Dentro de la clase de naturales pero no imprescindibles, están la conversación amena, la gratificación sexual, las artes, la naturaleza, etcétera.

Dentro de los placeres innaturales e innecesarios están la fama, la riqueza económica, el poder social o político, la ostentación, etcétera.

Algunas recomendaciones en torno a todas estas categorías de deseos son:

- Debemos satisfacer los deseos naturales necesarios de la forma más económica y cómoda posible.
- Podemos perseguir los deseos naturales innecesarios hasta la satisfacción de nuestro corazón, no más allá.
- No debemos arriesgar la salud, la amistad o la economía en la búsqueda de satisfacer un deseo innecesario, pues esto sólo conduce a un sufrimiento futuro. Abandonar a la familia en pos de la realización espiritual sería un ejemplo.
- Hay que evitar por completo los deseos innaturales no necesarios, pues el placer o la satisfacción que éstos producen es efímera. En el rostro de un banquero, un dirigente político, o un famoso de televisión, no encontrará la expresión de felicidad que les debería corresponder. Solamente verá soberbia, vanagloria, desprecio por el débil, amor por los bienes materiales.

Basándonos en investigaciones científicas de la psicología cognoscitiva, parece ser que la felicidad en la búsqueda del placer, «la vida placentera», conlleva a un mayor índice de insatisfacción. Siempre esperamos mayor satisfacción en la persecución de un deseo, que cuando lo logramos materializar.

Se ha comprobado, también, que aquellos que basan su felicidad en la vida comprometida (la razón de la existencia) y la vida espiritual cuentan con un índice de mayor satisfacción en la vida.

La «felicidad auténtica» es un concepto superior al simple hecho de no sentir dolor, sentir placer, o no sufrir enfermedades psicológicas.

TERCERA PARTE

CAPÍTULO 1

El sistema inmunitario y los antioxidantes en la longevidad

¿Qué sucede en el sistema inmunitario al avanzar la edad? Con el envejecimiento se produce un deterioro –un cambio, para ser más exactos– en el sistema inmunitario, acontecimiento que se denomina «inmuno/senescencia». Este hecho es evidente ya que al envejecer tienen lugar una mayor incidencia de infecciones, fenómenos autoinmunes y cánceres, patologías que indican la presencia de un sistema inmunitario poco eficiente. Además, el mayor porcentaje de muertes en la vejez tiene lugar por procesos infecciosos.

Tal es la importancia de una correcta inmunidad en el mantenimiento de la salud que una de las teorías sobre el por qué se produce el envejecimiento, la «teoría inmunitaria», hace responsable de las alteraciones que tienen lugar en el organismo con el paso del tiempo a los cambios que acontecen en el sistema defensivo.

No obstante, puede ser entendible que, a pesar de haberse producido en los últimos años un aumento en los estudios sobre inmuno/senescencia, dado lo complejo y heterogéneo que es el envejecimiento y el sistema que nos ocupa, no se sepa todavía adecuadamente lo que sucede en el sistema inmunitario al envejecer, ni el papel que los cambios en este sistema con la edad ejercen en el proceso de envejecimiento general del organismo. Debemos tener en cuenta lo que nos dicen los análisis de sangre, que no es mucho, o al menos no sabemos interpretarlos adecuadamente. Si evaluamos los cambios en el sistema inmunitario del anciano como un deterioro, estaremos sacando conclusiones falsas. Nuestras células no deberían tener las mismas características y apariencia a lo largo de nuestra vida, pero la tendencia es establecer comparaciones entre el cuerpo de un joven con el del anciano. Según esta apreciación, lo perfecto suele estar en la juventud, mientras que en la ancianidad hay decrepitud. Nadie parece estar interesado en cambiar la terminología gramatical. Simplemente poniendo «cambio», donde antes decíamos «deterioro» estaremos ya en el camino de solucionar la mayoría de las patologías de la ancianidad. Y si el conjunto celular de una persona de 70 años no tiene que ser igual al de otra de 20 años ¿por qué utilizamos los mismos tratamientos? ¿Por qué debemos imitar el cuerpo de un joven?

Aunque las células inmunitarias modifican su capacidad funcional al avanzar la edad, no todas parecen manifestar un claro deterioro. Las hay que se encuentran más activadas y otras no muestran cambios sustanciales al envejecer.

Por todo ello, todavía existen bastantes controversias sobre las modificaciones que experimenta la respuesta inmunitaria con el envejecimiento. Ante los datos existentes sobre este tema, se asume que con la edad se da una «reestructuración» que afecta a cada componente del sistema inmunitario y a las interacciones entre los mismos. En este sentido, cuanto antes deberíamos establecer en la valoración de los métodos analíticos lo que es «normal» o distinto según la edad. Se evitaría medicar a personas longevas que no necesitan tener sus células sanguíneas igual a las de un joven.

Si bien hay una tendencia general de las células a envejecer, la evolución de los cambios a lo largo de la vida es diferente de unas funciones a otras. Hay funciones que aumentan continuamente con la edad, y otras que disminuyen significativamente en la vejez, indicando no un deterioro sino la ausencia de cambios.

Se ha comprobado que en el ser humano la mejor respuesta tiene lugar en la década de los treinta en el hombre y en la de los cuarenta en la mujer, disminuyendo posteriormente de forma significativa hasta la década de los setenta.

Recordemos que es en esa década en la que tiene lugar la máxima mortalidad en el ser humano. Sin embargo, la proliferación de los linfocitos y la producción de IL-2 (respuesta favorable ante las células malignas) se encuentran en la mayoría de las personas de ochenta, noventa y cien años, al mismo nivel que los adultos.

Esto nos demuestra lo que ya han apuntado algunos autores, que los individuos que llegan a esa avanzada edad son los que tienen un sistema inmunitario más adecuado, concretamente unos linfocitos T en buen estado funcional. Esto puede deberse a que tales células se mantienen mejor, bien *per se* o como consecuencia de otros factores que repercuten en ese correcto funcionamiento. Sea debido a uno u otro motivo, el hecho es que esos resultados siguen acreditando al sistema inmunitario como un excelente marcador de salud y longevidad.

Resumiendo lo comentado, se puede decir que con el paso del tiempo el sistema inmunitario cambia, se «reestructura» como han indicado algunos investigadores, razón por la cual la valoración de este sistema debe hacerse en función de la edad.

Resulta curioso que, en general, los cambios en el sistema inmunitario con la edad se manifiestan, por una parte, con una respuesta diferente en aquellos aspectos que nos podrían resultar más beneficiosos, y por otra parte con una exagerada respuesta de actividades que, aunque en principio tengan una función defensiva, pueden resultar perjudiciales al producirse en exceso. Es el caso de la capacidad de adherencia a sustratos tisulares, los cuales se relacionan con un estado de oxidación en el individuo, lo que podría manifestar la presencia de esa oxidación en la vejez, hecho que se comentará más adelante.

Hasta el momento, lo que teníamos era una serie de parámetros estandarizados para la mayoría de los enfermos, tanto en ratones como en humanos. Como antes hemos dicho, para mejorar la precisión y el entendimiento de los resultados analíticos se debería enviar al patólogo o analista el historial clínico del paciente, lo que le impulsaría a buscar datos diferentes.

Una vez comprobado que a lo largo de la edad tienen lugar cambios en la función inmunitaria y que la misma puede suponer un excelente marcador de la edad biológica del individuo y consecuentemente de su longevidad, muchas investigaciones gerontológicas se encaminan a conocer cuáles son las causas de esos cambios, los mecanismos que subyacen al deterioro inmunitario.

Es evidente que cuando se conozcan esas causas se podrán llevar a cabo estrategias que intenten retardar tales alteraciones inmunitarias y, de este modo, mantener una mejor salud y asegurarnos una mayor y mejor longevidad.

A pesar de los todavía escasos trabajos al respecto, pero en base a ellos y a nuestras aportaciones, se podría afirmar que la inmuno/senescencia tiene lugar por las mismas causas, antes comentadas, que producen el envejecimiento de todos los componentes celulares de nuestro organismo: por la oxidación debida a la necesaria utilización del oxígeno y la acción nociva de los radicales libres (RL) en cantidades no controladas.

Un hecho que hay que comentar es que ante la toxicidad del oxígeno, las células han desarrollado una serie de defensas antioxidantes que impiden la formación de radicales o neutralizan a los mismos una vez generados.

A pesar de lo indicado, hay que tener en cuenta que el oxígeno es imprescindible para la vida y que las ROS (oxidantes), en determinadas cantidades, son necesarios para muchos procesos fisiológicos fundamentales para la supervivencia del individuo. Los radicales libres, en principio, no son dañinos. Por tanto, el funcionamiento de nuestro organismo se basa en un perfecto equilibrio entre niveles de prooxidantes (ROS) y de antioxidantes. Es la pérdida de este equilibrio, por un exceso en la producción de los primeros o una menor disponibilidad de los segundos, lo que conlleva el estrés oxidativo que subyace a la enfermedad y al envejecimiento. Si no hubiera radicales libres, la acumulación celular ocasionaría una saturación y un rápido desequilibrio orgánico que llevaría a la muerte en pocos días. Los leucocitos activados son una fuente importante de oxidación.

Proceso oxidativo

Como consecuencia del daño oxidativo que las células inmunitarias van experimentando con el envejecimiento, se daría una pérdida de la capacidad reguladora de las mismas sobre su propio equilibrio, lo que conduciría al círculo vicioso antes mencionado o peor aún, a una «espiral viciosa».

Realmente la situación se va agravando y no se vuelve nunca al mismo estado oxidativo/inflamatorio. Las células inmunitarias comenzarían entonces a reaccionar de forma inadecuada, no siendo capaces de enviar las adecuadas señales reguladoras al resto del organismo. La comunicación entre los sistema nerviosos y endocrinos sería incorrecta. De hecho, ya hay aportaciones experimentales que comprueban cómo al envejecer no sólo se altera la respuesta del sistema nervioso, la del endocrino y la del inmunitario, sino también la capacidad de comunicación entre ellos. Pudiera ser que el deterioro funcional que experimentan las células inmunitarias con el envejecimiento las hace «sordas» a los mensajes que le llegan del sistema nervioso.

Ingestión de compuestos antioxidantes

Una de las estrategias más evidentes en la lucha contra el envejecimiento hace referencia a la utilización de compuestos antioxidantes.

Actualmente está claramente sustentada en abundantes datos experimentales la teoría de que la administración de antioxidantes, muchos de los cuales tienen también un carácter antiinflamatorio, puede equilibrar el balance celular entre niveles de oxidación e inflamación con los de las defensas antioxidantes, reduciendo el estrés oxidativo.

Los compuestos antioxidantes, los cuales presentan la propiedad de impedir la producción de radicales libres o de neutralizarlos y, por tanto, de controlar la oxidación, pueden ser endógenos o exógenos. Los primeros se encuentran en nuestro organismo para salvaguardar la existencia de unos niveles de radicales libres necesarios para el funcionamiento corporal, evitando una superproducción o acumulación de las mismas y, consecuentemente, los procesos patológicos que los radicales libres desencadenan. Cuando tiene lugar una disminución de los niveles de antioxidantes endógenos, lo que suele manifestar con un gasto de estos compuestos en la neutralización del exceso de radicales libres, los mismos se pueden aumentar incorporándolos a nuestro organismo a través de la dieta o mediante la suplementación de cantidades apropiadas de antioxidantes exógenos.

Entre estos antioxidantes exógenos, de los que hoy se conoce ya una lista considerable, los más conocidos son posiblemente la vitamina C, la E y los carotenos, aunque otros, entre los que se puede mencionar el ácido lipoico, el resveratrol, los flavonoides y aquellos de tipo tiólico (que aumentan los niveles intracelulares de glutatión reducido, GSH) se están incorporando a la ya larga lista de estos compuestos. El más eficaz podría ser el SOD, que también se encuentra a la venta. Luego los detallaremos con amplitud.

La base del efecto beneficioso en la vejez de antioxidantes como los mencionados es precisamente su capacidad de aumentar el poder reductor, protegiendo frente al daño oxidativo asociado al envejecimiento. Así, durante la actuación de las células inmunitarias éstas van consumiendo sus reservas de antioxidantes. Esto explicaría, tanto en animales de experimentación como en el ser humano, la mejoría de la capacidad funcional del sistema inmunitario, en la edad adulta, tras la incorporación *in vitro* o la suplementación *in vivo* con diferentes antioxidantes exógenos como la vitamina C o la E.

Si consideramos que al envejecer se producen mayores niveles de radicales libres junto a frecuentes estados de malnutrición y una clara disminución de los niveles de defensas antioxidantes, parece evidente que la suplementación con este tipo de compuestos podría tener un efecto beneficioso en la neutralización de dicho estrés oxidativo, consiguiéndose el equilibrio oxidante/antioxidante perdido.

Por tal motivo, se han efectuado una serie de trabajos encaminados a comprobar si la administración de antioxidantes podría tener un efecto estimulador de la funcionalidad de nuestro sistema defensivo durante la vejez, habiéndose obtenido hasta el momento resultados muy prometedores al potenciarse el estado de salud y evitarse muchas de las patologías derivadas del estrés oxidativo.

Precisamente, una de las observaciones que más acreditan la teoría oxidativa del envejecimiento es la comprobación del aumento en la esperanza de vida de algunos animales de laboratorio tras la ingestión de ciertos antioxidantes en la dieta.

Además, el efecto beneficioso de los antioxidantes es más manifiesto en las células inmunitarias de individuos envejecidos que en las de los adultos, siendo necesario una mayor dosis de los mismos a medida que avanza la edad. Así, en la población española la ingestión de vitamina C y vitamina E mejoró significativamente la funcionalidad de las células inmunocompetentes en personas mayores. Esta mejoría supone recuperar los niveles de función inmunitaria que presentan los adultos de 30 a 35 años, momento de la vida con la respuesta inmunitaria más idónea, y se manifiesta con una estimulación de aquellas funciones que se encontraban deprimidas y con una disminución de las que estaban muy activadas. Los efectos reguladores de esas vitaminas tienen una duración aproximada de seis meses, ya que los ancianos recuperan la mayoría de los valores funcionales iniciales tras permanecer ese tiempo sin ingerir antioxidantes.

La capacidad moduladora de los antioxidantes en la función inmunitaria es más evidente en aquellos individuos que la tienen más deteriorada, hecho que hemos comprobado tanto en humanos como en animales de experimentación.

CAPÍTULO 2

Sustancias antienvejecimiento

Aunque la mayoría de las personas sienten un gran interés por encontrar la «fuente de la eterna juventud», aquella sustancia que nos garantice larga vida a cambio de ningún esfuerzo, los intentos por hallar una analogía del Santo Grial han sido infructuosos. No obstante, y sin que la lista que describimos a continuación pudiera dar lugar a desmesuradas ilusiones y errores de apreciación, hay una larga serie de nutrientes y plantas medicinales que han demostrado utilidad para conservar la salud durante el paso de los años, y si hay salud probablemente llegaremos a longevos.

El interesado deberá consumir de manera continuada varios de estos complementos que describimos a continuación, pues la mayoría de ellos poseen una larga reputación como rejuvenecedores. Los experimentos efectuados con ellos en personas voluntarias han demostrado su gran eficacia, y otros son producto de recomendaciones ancestrales muy fiables.

Acción sobre los telómeros

Los nutricionistas se han interesado durante mucho tiempo en la dinámica del alargamiento de los telómeros en el cuerpo, y en la manera en que éstos figuran en la salud humana y la esperanza de vida. Los telómeros fueron descubiertos por primera vez en 1973 por Alexey Olovnikov, aunque antes, en 1920, Herman Muller ya detectó zonas especiales en los extremos de los cromosomas.

Olovnikov, por su parte, descubrió que las unidades pequeñas de ADN en el extremo de cada cromosoma —telómeros— se acortan con el tiempo debido a que no se pueden replicar por completo cada vez que la célula se divide, y esto pudiera ser el reloj biológico más poderoso que aún no se ha identificado.

Por lo tanto, a medida que envejecemos, los telómeros se hacen más cortos. Finalmente, la replicación del ADN y la división celular cesan por completo, y en ese momento morimos. Sin embargo, un creciente cuerpo de investigación está demostrando que ciertos nutrientes juegan un papel muy importante en la protección de la longitud del telómero, afectando en gran medida a su tiempo de vida.

Por ejemplo, en un reciente estudio, los científicos encontraron que el ácido fólico (vitamina B) juega un papel importante en el mantenimiento de la integridad y metilación del ADN, lo que a su vez influencia el alargamiento de los telómeros.

Los investigadores también descubrieron que las personas que toman suplementos de vitamina B_{12} tienen telómeros más largos que quienes no la toman. La vitamina D_3, zinc, hierro, ácidos grasos de omega-3 y vitaminas C y E también influyen en la longitud del telómero. Esto apoya las conclusiones de un estudio anterior realizado en 2009 que proporcionó la primera evidencia epidemiológica de que **el uso de los multivitamínicos está asociado con el alargamiento de los telómeros.**

En comparación con las personas que no toman multivitamínicos, el relativo alargamiento de los telómeros del ADN de los leucocitos fue en promedio de 5,1 % mayor entre las personas que tomaron multivitamínicos diariamente.

El mecanismo por el cual los nutrientes parecen afectar a la longitud del telómero es la influencia en la actividad de la telomerasa, una enzima que añade repeticiones teloméricas a los extremos de su ADN.

Miles de estudios han sido publicados sobre la telomerasa, y es bien conocida por mantener la estabilidad genómica, evitar la activación inapropiada de las vías dañadas del DNA y regular el envejecimiento celular.

En 1984, Elizabeth Blackburn, profesora de bioquímica y biofísica en la UCSF, descubrió que la enzima telomerasa tiene, en realidad, la capacidad de alargar los telómeros al sintetizar el ADN proveniente de un imprimador de ARN.

Ella, junto con Carol Greider y Jack Szostak, fueron galardonados conjuntamente con el Premio Nobel de Fisiología o Medicina en 2009 por «descubrir la manera en que los cromosomas están protegidos por los telómeros y la enzima telomerasa».

El acortamiento del telómero se ha relacionado con las enfermedades que figuran en la siguiente tabla. Sin embargo, los estudios en animales también han demostrado que este tipo de problemas de salud pueden revertirse mediante la restauración del funcionamiento de la telomerasa:

Disminución de la respuesta inmune contra las infecciones	Diabetes tipo 2	Lesiones ateroscleróticas
Enfermedades neurodegenerativas	Atrofia intestinal, testicular y esplénica (bazo)	Daño en el ADN

El estudio presentado descubrió que los siguientes nutrientes tienen un impacto benéfico sobre la longitud de los telómeros, aunque no son los únicos:

Vitamina B$_{12}$	Zinc	Vitamina D
Omega-3	Vitamina C	Vitamina E

A continuación, veamos aquellas sustancias que la experiencia ha demostrado que son importantes en preservar la longitud del telómero y activar la telomerasa:

Astrágalo

Astragalus membranaceus
Partes utilizadas:
Hojas.

Composición
Contiene flavonoides, polisacáridos, saponinas, aminoácidos y minerales, además del principio activo conocido como astragalán, un polisacárido que ha demostrado inhibir la replicación de algunos virus.

Usos medicinales
Intensifica la fagocitosis de los sistemas retículo-endoteliales, estimula la producción natural de interferón por el cuerpo humano y, además, potencia la actividad de este importante inmunomodulador. Aumenta la actividad de los linfocitos T. Puede disminuir la hiperactividad inmune en pacientes con lupus eritematoso sistémico, esclerosis múltiple y miastenia gravis. Estimula la producción de espermatozoides y su movilidad.

Se recomienda en cualquier enfermedad que cause daños en el sistema linfático, hepático y defensivo en general. También, y de modo especial, en cáncer y SIDA.

Es la planta más importante para la longevidad, al actuar sobre el acortamiento de los telómeros cromosómicos.

Cicloastragenol

La estimulación de la telomerasa y el aumento de la longitud de los telómeros son sin duda las vías más prometedoras para alargar de forma natural la esperanza de vida. El cicloastragenol es una de esas sustancias que poseen de manera experimental, en el animal e *in vivo,* la capacidad de aumentar sensiblemente esta actividad.

El cicloastragenol es una saponina compuesta de un conjunto de glucósidos oleosos presentes de forma natural en una gran cantidad de plantas. Se extrae y se purifica a partir de las raíces del *Astragalus membranaceus,* planta de la farmacopea china mencionada anteriormente y de utilización milenaria, conocida en particular por su capacidad de ralentizar los procesos degenerativos relacionados con el envejecimiento. Pero el cicloastragenol sólo está presente en una cantidad infinitesimal en el astrágalo y su extracción resulta extraordinariamente compleja y costosa.

La estructura química del cicloastragenol es comparable a la del astragalósido IV; sin embargo, su molécula es mucho más pequeña, lo que aumenta de manera significativa su biodisponibilidad y permite una dosis de utilización menor. El cicloastragenol ya se utilizaba como inmunoestimulante gracias a su capacidad de aumentar la proliferación de los linfocitos T. Sin embargo, las excepcionales propiedades antiedad han atraído a numerosos y nuevos investigadores.

Sabemos ahora que estimula la reparación de los daños causados en el ADN activando la telomerasa, y como consecuencia catalizando la síntesis y el crecimiento del ADN telomérico. Un telómero reparado permite a las células escapar a la senectud replicadora y proliferar más allá del famoso «límite de Hayflick». Este concepto, que en principio establecía que las células tienen un número máximo de duplicaciones antes de entrar en la senescencia, ahora se ha demostrado erróneo y se especula con la posibilidad de que existan células inmortales.

Estudios recientes han mostrado que los telómeros acortados son los responsables de numerosas patologías asociadas al envejecimiento y son igualmente predictivos de una mortalidad precoz en las personas ancianas. La prueba se encontró utilizando las respuestas inmunitarias de los linfocitos T sometidos a una infección en fase terminal, los cuales poseían telómeros muy acortados. La experimentación mostraba una reducción notable de la función inmunitaria y un aumento de la secreción de diferentes factores proinflamatorios relacionados con las citocinas. Por el contrario, el mantenimiento de un nivel elevado de telomerasa, bien mediante la manipulación genética, o bien mediante la adición de sustancias que permitan su activación, logra detener el acortamiento de los telómeros, e incluso aumentar su cantidad y restaurar un perfil más joven de los linfocitos T.

El cicloastragenol se puede combinar con el astragalósido IV o, en su defecto, con el extracto de astrágalo.

Vitamina D$_3$

En un estudio realizado en más de 2.000 personas, aquellas con mayores niveles de vitamina D tuvieron un menor número de cambios en su ADN relacionados con el envejecimiento, así como pocas respuestas inflamatorias. Las personas con niveles más altos de vitamina D son más propensas a tener telómeros más alargados, y viceversa.

Esto significa que las personas con mayores niveles de vitamina D, en realidad, pueden envejecer más lentamente que las personas con menores niveles de vitamina D.

La longitud de los telómeros de los leucocitos es un pronosticador de las enfermedades relacionadas con el envejecimiento. A medida que envejecemos el LTL se hace más corto, pero, si se padece alguna inflamación crónica, la longitud de los telómeros disminuye mucho más rápido, debido a que la respuesta inflamatoria del cuerpo aumenta el volumen de los leucocitos.

Las concentraciones de vitamina D también disminuyen con la edad, mientras que la proteína C-reactiva (un mediador de la inflamación) aumenta.

Este doble efecto aumenta el riesgo general de desarrollar enfermedades autoinmunes como la esclerosis múltiple y la artritis reumatoide.

La buena noticia es que la vitamina D es un potente inhibidor de la respuesta inflamatoria del cuerpo, y al reducir la inflamación, disminuye el volumen de los leucocitos, creando una reacción positiva en cadena que puede protegernos contra una variedad de enfermedades. En esencia, protege al cuerpo del deterioro por el envejecimiento.

Los investigadores han descubierto que los subconjuntos de leucocitos tienen receptores para la forma activa de la vitamina D (D_3), permitiendo que la vitamina tenga un efecto directo sobre estas células. Esto también puede explicar la conexión específica entre la vitamina D y las enfermedades autoinmunes.

Astaxantina

Extraída de las microalgas *Pluvialis Haematoccocus* y del salmón, es reconocida como un elemento clave según un estudio realizado en 2009 sobre el uso de multivitamínicos y la longitud de los telómeros. La astaxantina se ha convertido en uno de los antioxidantes benéficos más eficaces actualmente conocidos, con potentes capacidades antiinflamatorias y de protección del ADN. Es posible que pueda proteger contra el daño al ADN inducido por la radiación gamma.

La astaxantina cruza tanto la barrera hematoencefálica como la barrera hematorretiniana, proporcionando protección antioxidante y antiinflamatoria para los ojos, el cerebro y el sistema nervioso central.

Una de sus características es la capacidad para proteger la célula entera del daño, tanto la parte soluble en agua como la porción soluble en grasa, logrando residir dentro de la membrana celular protegiendo así mismo el interior de la célula.

Aceite de krill

Según el Dr. Richard Harris, un experto en grasas omega-3, las personas que tienen un índice de ácidos grasos omega-3 de menos del 4%, envejecen más rápido que las personas con índices superiores a un 8%. Por lo tanto, el índice de omega-3 también puede ser un marcador eficaz sobre la tasa del envejecimiento.

De acuerdo con la investigación del Dr. Harris, las grasas de omega-3 parecen jugar un papel en la activación de la telomerasa, la cual, una vez más, ha demostrado ser capaz de revertir el acortamiento de los telómeros.

El aceite de krill también contiene astaxantina de origen natural, que hace que sea más resistente al daño oxidativo en comparación con el aceite de pescado.

Vitamina K_2

La vitamina K podría ser tan importante como la vitamina D, y aunque la mayoría de las personas obtienen suficiente vitamina K de su alimentación, no es suficiente para ofrecer protección contra problemas de salud más graves.

En el 2004, el Estudio de Rotterdam, que fue el primer estudio en demostrar el efecto benéfico de la vitamina K_2, mostró que las personas que consumen 45 mcg de vitamina K_2 diariamente viven siete años más que las personas que sólo ingieren 12 mcg al día.

En un estudio posterior llamado «Prospect Studx», 16.000 personas fueron seguidas durante 10 años. Los investigadores descubrieron que cada 10 mcg de vitamina K_2 adicional en la alimentación, tuvo como resultado una disminución de eventos cardíacos del 9%.

Magnesio

De acuerdo con la investigación, el magnesio también desempeña un papel importante en la replicación del ADN, la reparación y la síntesis de ARN, y el magnesio alimenticio ha demostrado tener correlación positiva con el aumento de la longitud de los telómeros.

Otras investigaciones han demostrado que la deficiencia a largo plazo conduce al acortamiento de los telómeros en ratas y en cultivos celulares. Al parecer, la falta de iones de magnesio tiene un efecto negativo en la integridad del genoma. Cantidades insuficientes de magnesio también reducen en su cuerpo la capacidad de reparar el ADN dañado, y puede inducir alteraciones cromosómicas.

Según los autores, la hipótesis de que «el magnesio influye en la longitud del telómero es razonable, ya que afecta a la integridad y la reparación del ADN, además de su posible papel en el estrés oxidativo y la inflamación».

Polifenoles

Los polifenoles son compuestos antioxidantes presentes en los alimentos vegetales, muchos de los cuales han sido relacionados con beneficios contra el envejecimiento y ayudan a reducir las enfermedades.

Uvas (resveratrol)

El resveratrol penetra profundamente en el centro del núcleo de la célula, proporcionando el tiempo indicado para que su ADN repare el daño causado por los radicales libres. La investigación se remonta al año 2003, cuando se demostró que el resveratrol tenía la capacidad de aumentar la vida útil de las células de levadura.

En un estudio de la Universidad de Harvard se evidenció que el resveratrol podría prolongar la supervivencia regulando un gen asociado al envejecimiento que está presente en todas las formas de vida. Mientras que ratones de edad media alimentados con una dieta alta en calorías sufrían obesidad y cambios metabólicos semejantes a la diabetes, otro grupo de ratones alimentados también con una dieta de altas calorías recibían al mismo tiempo resveratrol. Estos últimos experimentaron cambios beneficiosos, asemejándose a los ratones alimentados con una dieta estándar. Los efectos beneficiosos del resveratrol demostrados en este estudio fueron:

- Aumento de la sensibilidad a la insulina.
- Menores niveles de glucemia.
- Aumento en la producción de energía mitocondrial.
- Mejora de la función motora.

Además, el resveratrol muestra una poderosa actividad antioxidante: inhibe la oxidación del LDL, secuestra los radicales hidroxilo y ayuda a preservar los niveles de glutatión.

Té verde

Se ha descubierto que los polifenoles del té verde, que incluyen el EGCG (galato de epigalocatequina) y muchos otros, ofrecen protección contra varios tipos de cáncer. Los polifenoles en el té verde pueden constituir hasta un 30 % del peso seco de la hoja, por lo que, cuando toma una taza de té verde, está bebiendo una solución bastante alta de polifenoles.

El té verde es el tipo de té menos procesado, por lo que también es el que contiene las mayores cantidades de EGCG que todas las demás variedades de té. Tenga en cuenta, sin embargo, que muchos tés verdes están oxidados, y este proceso puede eliminar mucho de sus valiosas propiedades. La mejor señal que debe buscar en el momento de evaluar la calidad de un té es su color: si el té verde es de color marrón en lugar de verde, lo más probable es que esté oxidado.

Vitamina B₉ o ácido fólico

Un estudio publicado en la revista *Journal of Nutritional Biochemistry,* las concentraciones plasmáticas de folato, una de las vitaminas B, mantienen la longitud del telómero, tanto en hombres como en mujeres. El folato juega un papel importante en el mantenimiento de la integridad y metilación del ADN, que influyen en la longitud de sus telómeros.

Es útil para la prevención de la depresión, los trastornos convulsivos y la atrofia cerebral.

De hecho, la deficiencia de folato puede conducir a niveles elevados de homocisteína, que puede ser un contribuyente importante de la enfermedad cardíaca y la enfermedad de Alzheimer. La forma ideal de aumentar sus niveles de ácido fólico es comer una gran cantidad de vegetales frescos, crudos y orgánicos de hoja verde y frijoles, aunque puede utilizar suplementos en pastillas.

Vitamina B$_{12}$

La vitamina B$_{12}$ es responsable de diferentes acciones, entre ellas la producción de energía, formación de la sangre, síntesis del ADN y la formación de la mielina.

Por desgracia, la investigación sugiere que un mínimo del 25 % en los adultos presentan déficits de este nutriente de vital importancia, y casi la mitad de la población tiene niveles subóptimos. Antiácidos como el Omeprazol, al actuar sobre la mucosa gástrica, pueden ser la causa más plausible de su poca absorción por deficiencia de factor intrínseco.

La vitamina B$_{12}$ se encuentra en los tejidos animales, incluyendo alimentos como carne, hígado de res, cordero, carne de venado, salmón, camarones, aves de corral y huevos. No se encuentra disponible en las plantas, aunque sí en las algas.

Cúrcuma (Turmeric)

La curcumina, el ingrediente activo de la cúrcuma, actúa como un potente refuerzo inmunológico y antiinflamatorio; pero quizá su mayor valor radica en su potencial anticanceroso.

La especia impide que las cepas de melanoma proliferen, cerrando así el factor kappa B (NF-kB), una proteína de gran alcance conocida por inducir una respuesta inflamatoria anormal que conduce a una variedad de trastornos como la artritis.

Vitamina A

Según un estudio publicado en la revista *Journal of Nutritional Biochemistry*, el alargamiento de los telómeros está asociado positivamente con la ingesta alimenticia de esta vitamina.

Desempeña un papel importante en la respuesta inmune, y si es deficiente, se convierte en una predisposición a las infecciones que pueden promover el acortamiento de los telómeros. Sin embargo, la vitamina A no parece tener un efecto dependiente en la longitud de los telómeros, por lo que no necesita grandes cantidades.

Rejuvenecedores generales

Ácido hialurónico

El ácido hialurónico es un glicosaminoglicano no sulfatado ampliamente distribuido a lo largo de tejidos conectivos y epiteliales, siendo uno de los principales componentes de la matriz extracelular. Se extrae de la cresta de los gallos y la aleta de tiburón.

Existen estudios que demuestran que las personas que ingieren cantidades importantes de este nutriente tienden a vivir edades muy elevadas y mantienen la piel tersa.

Las experiencias se centraron en un pueblo de Japón llamado Yuzuri Hara, donde las personas usualmente viven mucho tiempo y a menudo tienen la piel perfecta a los 80 o incluso a los 90 años. Más del

10 % de la población de este pueblo es mayor de 85 años, lo que es aproximadamente diez veces más que la persona promedio. Al revisar su dieta habitual, se encontró que consumen vegetales con raíz ricos en almidón vegetal con presencia de ácido hialurónico. De hecho, allí se comenzó una investigación utilizando cápsulas de ácido hialurónico en unas mil personas, la mayoría de las cuales vieron su piel sensiblemente mejorada y sin arrugas. También mejoraron su visión y la salud de las articulaciones.

El ácido hialurónico se encuentra en la capa más profunda de la piel, llamada «dermis» y allí ayuda a mantener la piel elástica y sin arrugas por sus propiedades de absorber y retener agua.

Aparentemente también ayuda a reparar lesiones de la piel y algunos otros problemas.

La función del ácido hialurónico es amortiguar y lubricar las articulaciones y se encuentra de forma abundante en todo el cuerpo, sobre todo en sitios donde con frecuencia las personas sufren enfermedades hereditarias del tejido conectivo, como trastornos de las articulaciones, de las válvulas del corazón y de los ojos. Cuando existe un déficit en el ácido hialurónico corporal, aparecen enfermedades del tejido conectivo. Es por eso que también existen anomalías bioquímicas comunes entre la mayoría de las enfermedades del tejido conectivo, como el prolapso de la válvula mitral, el síndrome de la articulación temporomandibular, la osteoartritis y el queratocono, una enfermedad que afecta a la córnea.

Se sabe que alrededor del 80 % del ojo humano está compuesto por ácido hialurónico, y que es una especie de amortiguador para la retina, lo que ayuda a prevenir los traumatismos en los ojos.

Otra de las propiedades del ácido hialurónico es que parece ayudar a mantener los niveles de colágeno. En circunstancias normales, el agotamiento del colágeno es considerado una causa principal de la pérdida del tono y elasticidad de la piel.

En resumen, el ácido hialurónico se utiliza experimentalmente para corregir una gran parte de los problemas presentes en los trastornos del tejido conectivo.

DHEA

Esta hormona fue aislada por el médico alemán Adolf Buternandt en 1931 en la orina humana, pero tuvieron que pasar veinte años para que, gracias al trabajo de los investigadores Mijeon y Plager, se encontrara en la sangre y se detectara su origen en las glándulas suprarrenales. En ese mismo año se confirma que los niveles de esta hormona disminuyen tanto en la mujer como en el hombre a medida que se envejece y se estudian los resultados de la administración de esta sustancia, tanto por vía oral como por inyección intravenosa.

Realmente se trata de una hormona endógena que actúa como precursora de las hormonas sexuales masculinas y femeninas, precisamente aquellas que comienzan a disminuir después de los 30 años, siendo más baja en algunas personas con anorexia, enfermedades renales en etapa terminal, diabetes tipo 2, SIDA, insuficiencia suprarrenal y en pacientes gravemente enfermos.

Los niveles de DHEA también se pueden reducir de forma drástica por un determinado tipo de drogas, entre las que se incluyen la insulina, los corticosteroides, los opiáceos y el danazol (esteroide derivado de la testosterona).

La podemos encontrar también con el nombre de androstenediona, dehidroepiandrosterona, DHAS, clenbuterol metiltestosterona, nandrolona y oxandrolona, siendo sintetizada a partir del extracto de ñame silvestre (diosgenina).

Sus efectos a corto plazo son notorios, mejorando la vitalidad y bienestar, fortaleciendo el sistema inmunológico, reduciendo los malestares de la menopausia, y ayudando a la prevención de osteoporosis, así como la mejora de las funciones neurológicas, memoria y la calidad del ciclo de sueño.

A largo plazo encontramos mejoras en la respuesta positiva contra el cáncer, a las enfermedades cardiovasculares, a la diabetes, a la obesidad, al lupus eritematoso sistémico y al Alzheimer. Otros estudios clínicos realizados en la Universidad de California en San Diego indican que incrementa la masa y fuerza muscular. El mismo estudio demostró que las personas que recibían este tipo de tratamiento presentaban una sensación física y psíquica de bienestar. La dosis diaria recomendada es de 25 a 50 mg en una toma por la mañana.

Éstos son los efectos reconocidos, siendo más notorios en las personas de más edad:

- Antienvejecimiento y longevidad.
- Aumento de energía y vigor.
- Mejora del apetito sexual.
- Preserva la masa muscular e incrementa el funcionamiento atlético.
- Mejora el equilibrio de la insulina (enfermos de diabetes).
- Mejora el estado y la densidad de los huesos (enfermos de osteoporosis).
- Desarrolla la memoria y el sistema cognitivo.
- Combate enfermedades de tipo degenerativo como el Alzheimer y el Parkinson.
- Puede mejorar el bienestar, la calidad de vida, la capacidad en los ejercicios, y el nivel hormonal en personas con función adrenal insuficiente (enfermedad de Addison).
- Depresiones.
- La mayoría de los ensayos clínicos que investigan el efecto de la DHEA en la pérdida de peso o grasa apoyan su uso para este propósito.
- Lupus sistémico eritematoso.
- Investigaciones iniciales recomiendan el uso de DHEA por vía intravaginal para promover la regresión de las lesiones cancerosas en el cuello del útero.
- Fatiga crónica.
- Enfermedades terminales.
- Enfermedad de Crohn.
- Demencia.
- Insuficiencia cardíaca.

VIH/SIDA

- Trastornos de ovulación y menopausia acompañada de dolor vaginal, osteoporosis, oleadas de calor, alteraciones emocionales como fatiga, irritabilidad, ansiedad, depresión, insomnio, dificultades de concentración y memoria o una disminución en el apetito sexual.
- Esquizofrenia, así como síntomas de ansiedad y síntomas depresivos y negativos que la acompañan.
- Disfunción eréctil y disminución de la libido en hombres y mujeres.
- Síndrome de Sjogren (ojos secos).
- En forma tópica para combatir el envejecimiento de la piel.

Precauciones

Esta hormona se puede recetar a varones que se hayan sometido previamente a controles de próstata, y a mujeres en períodos menopáusicos, aunque está contraindicada en casos de cáncer o predisposición.

En medicina deportiva se considera sustancia *doping*.

ADN/ARN

El trabajo de cada célula de nuestro cuerpo está dirigido por la información que reside en el ADN y, a partir de esta importante molécula, nuestro organismo construye correctamente las proteínas, las enzimas y todas las sustancias que permiten la vida. Es en este lugar donde ocurre el fenómeno de oxidación, es decir, del daño cotidiano producido por la contaminación, los radicales libres, por las toxinas en general.

El aporte complementario de ADN/ARN tiene como objetivo reparar pero, sobre todo, prevenir los daños que producen, en última instancia, al envejecimiento y a las patologías crónicas. En particular, constituye un importante complemento y coadyuvante para:

- Potenciación del sistema inmune.
- La lucha contra las afecciones crónicas.

- Las terapias antienvejecimiento.
- El control de los daños de la radioterapia.
- La regeneración de los tejidos.
- La curación de las heridas.
- La actividad física y deportiva.
- El déficit de la función sexual.
- Cansancio. Depresiones.
- Astenia crónica.

Otros estudios hablan de su efectividad en:
- Infecciones por *Staphilococus aureus*
- Infecciones por Cándida
- Cáncer
- Reparación de glándulas endócrinas
- Regeneración intestinal
- Incremento de colesterol HDL
- Crecimiento y desarrollo
- Aumento de masa muscular
- Inmunidad celular
- Capacidad de memoria
- Longevidad
- Energía celular
- Aprendizaje
- Fortalecimiento cardíaco
- Función pulmonar.

Pregnenolona

Se obtiene a partir del metabolismo del colesterol, presentando un potencial muy variado como precursor de numerosas e importantes hormonas naturales. La pregnenolona es la sustancia básica para la producción de hormonas sexuales (estrógeno, testosterona), las hormonas del estrés (cortisona, cortisol) y de la DHEA. Teniendo en cuenta que la cantidad de pregnenolona producida por el organismo desciende con la edad, las funciones metabólicas que dependen de hormonas esteroideas se verán de la misma forma reducidas. El aporte regular de un complemento de pregnenolona puede reactivar las funciones metabólicas, tener efectos positivos sobre numerosas enfermedades y proteger contra el envejecimiento debido a la edad. Por eso, la pregnenolona está considerada –como la DHEA– una hormona antienvejecimiento.

Se utiliza, además de su efecto como antienvejecimiento, en:

- Enfermedades inflamatorias de las articulaciones (artritis).
- Cansancio crónico, estrés y agotamiento.
- Depresiones, estados de ansiedad e insomnio.
- Memoria. Protege contra los problemas de la función cerebral y de las demencias asociadas con la edad, como por ejemplo la enfermedad de Alzheimer.
- Las personas jóvenes y las personas sanas también pueden sacar provecho de las virtudes estimulantes de la pregnenolona a nivel de rendimiento cerebral.
- Afecciones ginecológicas. Al tratarse de un precursor de las hormonas sexuales femeninas (progesterona y estrógeno), un aporte de pregnenolona puede estabilizar la función sexual de la mujer, por ejemplo en caso de molestias de la menstruación o de la menopausia.
- Se recomienda un tratamiento con pregnenolona a todos aquellos diabéticos de más de cuarenta años, a veces conviene administrarla a pacientes más jóvenes y a pacientes que sufren diabetes juvenil. Varios ensayos han probado que la pregnenolona renueva las células beta del páncreas y puede ser, así, eficaz contra la diabetes.

- La pregnenolona (con o sin DHEA) puede ser igualmente utilizada de manera óptima en colaboración con la melatonina: La pregnenolona activa la energía y la capacidad de rendimiento durante el día; la melatonina garantiza la regeneración de la energía durante la fase de reposo nocturno. Las dos hormonas garantizan el equilibrio energético, la resistencia al estrés y la regeneración. Éstas aumentan la resistencia a las perturbaciones de la salud en todos los sistemas del organismo hasta bien entrada la edad madura.

Precauciones:

El producto sólo puede ser utilizado a partir de los 25 años de edad en dosis de 15-200 mg/día. No administrar a personas afectadas de epilepsia.

Acetil-L-carnitina

La acetil-L-carnitina es un éster del aminoácido L-carnitina, que a su vez puede ser sintetizado por el cuerpo a partir de la lisina y la metionina. La acetil-L-carnitina se forma a partir de una enzima transferasa en el hígado, los riñones y el cerebro humano. En lo que se refiere a sus efectos biológicos, la acetil-L-carnitina aumenta la absorción de la acetil-CoA en las mitocondrias, las centrales nucleares de las células, durante la oxidación de los ácidos grasos. Así, se estimula la producción de acetilcolina y se favorece la síntesis de las proteínas y de los componentes de las membranas celulares. Se ha especulado que la causa del envejecimiento está determinada por una declinación de la producción de energía por las mitocondrias.

Debido a estos efectos bioquímicos basales, la L-carnitina y su éster se convierten en una especie de carburante para la disposición de energía en las células. Por eso una carencia de esta sustancia en todas las células del cuerpo se hace evidente, siendo esta sustancia muy necesaria en tejidos sobrecargados (musculatura, músculo cardíaco, cerebro, etcétera) que pueden fallar.

La acetil-L-carnitina (ALC) es un compuesto estimulante similar a un aminoácido. Se ha demostrado que produce una mejoría de las funciones cognitivas en personas mayores sanas y en pacientes con enfermedad de Alzheimer y fortalece al músculo cardíaco.

En general, se ha demostrado que un aporte extra de acetil-L-carnitina puede resultar útil en:

- Enfermedad de Alzheimer: En muchas investigaciones clínicas se ha podido comprobar que la acetil-L-carnitina puede influir positivamente en pacientes con demencia cognitiva del tipo Alzheimer.
- Depresión: En pacientes con depresión grave un suplemento de acetil-L-carnitina puede contribuir a un cambio en el ciclo circadiano de la secreción glucocorticoide y a un aumento del nivel de cortisol total.
- Trastornos circulatorios cerebrales: Existen estudios relacionados con la isquemia cerebral y la repercusión que muestran resultados positivos del suplemento de acetil-L-carnitina. Estos estudios también han demostrado que la sustitución de acetil-L-carnitina puede mitigar las consecuencias neurológicas de estas enfermedades.
- Trastornos cardiovasculares: Al igual que la L-carnitina, la acetil-L-carnitina favorece el transporte de ácidos grasos para la producción de ATP en las mitocondrias de la musculatura esquelética y cardíaca, protegiendo de la acción nociva de los radicales libres.
- Consecuencias negativas de la diabetes: Un suplemento intravenoso de acetil-L-carnitina en los diabéticos podría aliviar los dolores neuropáticos y mejorar la función nerviosa periférica. La sustancia posee efectos positivos sobre trastornos metabólicos y funcionales derivados de la polineuropatía diabética.
- Abuso del alcohol: Numerosos estudios atribuyen tanto a la L-carnitina como a la acetil-L-carnitina un efecto de desintoxicación etílica del hígado.

Coenzima Q10

También conocida como ubiquinona, se trata de uno de los elementos más importantes en la producción de energía, estando presente en cantidades significativas en el corazón y el hígado, esencialmente en las mitocondrias, lugar en donde se produce ATP, la molécula encargada de ceder la energía necesaria en todos los procesos celulares.

Además, se ha comprobado su gran capacidad antioxidante, capaz de lograr un proceso reversible en los procesos oxidativos anormales, lo que representa un gran potencial terapéutico en las terapias antienvejecimiento, enfermedades malignas y como potenciador del rendimiento deportivo.

Se extrae de la caballa, el salmón, las sardinas, las nueces y las carnes.

Se emplea ampliamente en:

- Como coadyuvante en el tratamiento del cáncer de mama, aunque requiere dosis altas.
- Para reducir la frecuencia de arritmias cardíacas, mejorar la función ventricular izquierda y prevenir la deficiencia congestiva cardíaca. Además, la Q10 mantiene la coordinación y la fuerza del corazón.
- Estabiliza la tensión arterial sistólica.
- Algunos ensayos clínicos muestran un aumento del HDL y disminución del LDL, aunque no parece impedir el desarrollo de las placas ateroscleróticas en los vasos sanguíneos.
- Impide la toxicidad de las antraciclinas, medicamentos que se emplean para tratar el cáncer y que inducen afecciones cardíacas.
- Mejora levemente la fecundidad.
- Alivia los síntomas del SIDA.
- Previene la progresión de la enfermedad de Parkinson si se emplea dosis de 1.200 mg/por día.
- Para tratar la enfermedad de Huntington (una alteración neurológica degenerativa).

- Contribuye a mejorar la salud de las encías y dientes, especialmente si están afectados de periodontitis.
- Disminuye los efectos perniciosos de la radioterapia en el cáncer de pulmón.
- Parece eficaz para prevenir las jaquecas en unión a la vitamina B_2.
- Ataxia de Friedreich. Las investigaciones preliminares parecen ser prometedoras en el tratamiento de esta enfermedad.
- Varios estudios han demostrado beneficios de la coenzima Q10 en personas con diagnóstico de insuficiencia cardíaca crónica (con o sin cardiomiopatía), incluidos los receptores de trasplantes.
- En algunas partes de Europa, Rusia y Japón, la Q10 se considera una terapia estándar para pacientes con insuficiencia cardíaca congestiva.
- A menudo se recomienda la Q10 en pacientes con enfermedades mitocondriales, entre las que se incluyen miopatías, encefalomiopatías y síndrome de Kearns-Sayre.
- En las distrofias musculares se han descrito cierto mejoramiento en la capacidad para efectuar ejercicio, en la función cardíaca y sobre todo en la calidad de vida.
- Con el paso del tiempo la capacidad de biosíntesis de la coenzima Q10 desciende considerablemente, por lo que en las personas mayores su deficiencia se puede acusar de forma notable si tenemos en cuenta que:

  ✧ Frena el envejecimiento.
  ✧ Es capaz de aumentar la energía y la tolerancia ante el esfuerzo.
  ✧ Mejora la función inmune.
  ✧ Tiene una potente actividad antioxidante.
  ✧ Es capaz de actuar frente a los efectos tóxicos de algunos fármacos.

Contraindicaciones
- Puede disminuir la eficacia del anticoagulante warfarina.

- Puede disminuir la eficacia de doxorubicina, un medicamento empleado para las enfermedades del corazón.
- No la use si está embarazada o amamantando.
- La Q10 puede bajar los niveles de azúcar en la sangre.
- La Q10 puede reducir la presión arterial.
- Se recomienda precaución en las personas con enfermedades hepáticas o que toman medicamentos que pueden causar daño en el hígado.
- En teoría, la Q10 puede alterar los niveles de las hormonas en la tiroides como la levotiroxina, aunque esto no se ha probado en humanos.

Saw Palmetto (varones)

Palma enana (Sabal)

La actividad farmacológica principal del extracto de Saw Palmetto es la inhibición de la enzima 5a reductasa y la consiguiente reducción de la hormona DHT, causante en gran medida de la inflamación de la próstata, uretra y la alopecia o calvicie.

Saw Palmetto tiene una específica acción desinflamatoria sobre la próstata y la uretra: disminuye considerablemente los malestares y alarga el deseo sexual.

Se recomienda el uso del Saw Palmetto en varones mayores de 20 años con objeto de mantener y prevenir problemas de próstata.

Algunos síntomas relacionados con la HBP son:

- Dificultades para orinar.
- Dificultades para iniciar la micción.
- Chorro más débil.
- Retención urinaria.
- Necesidad de orinar más seguido.
- Despertarse varias veces en la noche para orinar.

- Eyaculación precoz.
- Goteo de orina al acabar.
- Eyaculación dolorosa.
- Dolores de espalda.
- Dolores de testículos.

La *Sabal serrulata* (SAW PALMETTO) es una hierba muy usada en Europa en el tratamiento de la hiperplasia prostática benigna y, aunque no incrementa directamente la libido o promueve la función sexual, puede en algunos casos mitigar la progresión de dicho mal. Los hombres que tienen la próstata hinchada tienen problema con las erecciones y la liberación de orina.

Dong Quai (mujeres)

Angelica sinensis

El Dong Quai, que también se conoce como angélica china, se ha usado durante miles de años en la medicina china, coreana y japonesa, y sigue siendo una de las plantas más populares en la medicina china para las afecciones de salud en las mujeres.

A esta planta se le llama «ginseng femenino» por el uso que se le da en trastornos ginecológicos (tales como menstruación dolorosa o dolor pélvico), recuperación o dolencias de alumbramiento y fatiga/bajas energías. También se ha usado para afecciones cardiovasculares e hipertensión, inflamaciones articulares, dolores de cabeza, infecciones y afecciones nerviosas. Sin embargo, sigue siendo confuso si el Dong Quai produce los mismos efectos que los estrógenos del cuerpo o bloquea la actividad de éstos.

Aplicaciones
- *Amenorrea* (ausencia de período menstrual): Existen datos de que el Dong Quai corrige esta enfermedad.

- *Artritis:* El Dong Quai se ha usado de forma tradicional en el tratamiento de la artritis, siendo más eficaz junto con otras plantas medicinales tradicionales, incluso en osteoartritis y artritis reumatoide.
- *Dismenorrea* (menstruación dolorosa): Junto con el *Agnus cactus* y el aceite de onagra, logra la curación en la mayoría de las enfermas.
- *Púrpura trombocitopénica idiopática:* Un estudio demostró su gran utilidad en personas afectadas de esta enfermedad.
- *Dolor de cabeza por migraña menstrual:* Unida al *tanaceto* soluciona la mayoría de los casos de jaquecas o migrañas.
- *Síntomas menopáusicos:* El Dong Quai se usa en fórmulas chinas tradicionales para síntomas menopáusicos.
- Se ha planteado que esta hierba puede contener «fitoestrógenos» (químicos con efectos similares a los estrógenos del cuerpo).
- *Disminución de la libido:* Es ahora la aplicación más requerida, siendo de efecto más notorio en las mujeres menopáusicas.

L-arginina

El aminoácido L-arginina es considerado el nutracéutico más potente descubierto debido a sus poderosas propiedades curativas. Sus notables propiedades fueron validadas con el Premio Nobel de Medicina en 1998.

Los estudios médicos han reunido suficiente evidencia clínica para llevar a la L-arginina al frente de la medicina moderna como un tratamiento aceptado para una gran variedad de enfermedades humanas, pues es aplicable a los problemas del corazón, función inmunológica, enfermedades generadas por adiposidad, deficiencias de crecimiento genético, presión alta, disfunción sexual y envejecimiento humano.

La Universidad de Columbia, por ejemplo, se refiere a la L-arginina como una opción mágica para el sistema cardiovascular, y hasta ahora más de 10.000 menciones sobre este aminoácido han sido compiladas por la Universidad de Columbia en su búsqueda para documentar sus beneficios clínicos.

El descubrimiento más importante acerca de las funciones del óxido nítrico (NO) y a cuyos protagonistas los hizo acreedores del Premio Nobel, fue el hecho de que la vida sin él sería imposible. Todavía más revolucionario fue la irrefutable evidencia de que la L-arginina es la principal fuente del cuerpo para la creación del óxido nítrico.

La eficiencia de la L-arginina como agente terapéutico ha sido validada por miles de estudios clínicos y se le atribuyen:

- Precursor de la síntesis del óxido nítrico (NO).
- Estimulación para la liberación de la hormona antienvejecimiento más importante en el cuerpo, la hormona del crecimiento.
- Mejora la función inmunológica.
- Reduce el tiempo de cura de lesiones (particularmente huesos).
- Reduce el riesgo de problemas en el corazón.
- Es una alternativa natural para la Viagra.
- Incrementa la masa muscular.
- Reduce el tejido adiposo y la grasa corporal.
- Ayuda a mejorar la sensibilidad a la insulina.
- Ayuda a bajar la presión sanguínea.
- Alivia la infertilidad masculina, mejorando la producción y movilidad del esperma.

Jalea real

Nos encontramos con el rejuvenecedor por excelencia y el de mayor venta en el mundo entero.

Cuando la jalea real se comercializó en todo el mundo constituyó un impacto entre la población y su consumo llega ya a las personas de cualquier edad y condición física.

Éstas son algunas de sus virtudes más reconocidas:

- Mejora el estado general del cuerpo, aumentando la capacidad física y mental.
- Mejora el humor y el optimismo.
- Especialmente recomendable para ancianos y niños.
- Provoca un aumento del metabolismo basal de un 2,4 %, rebaja las tasas de azúcar en sangre un 34 % a las tres horas de ingerirla, lo mismo que las cifras altas de colesterol.
- Influye favorablemente en la angina de pecho, la arteriosclerosis, la anemia y la astenia.
- Ayuda a controlar las alergias, potencia las defensas naturales y la producción hormonal, siendo un moderado estimulante sexual.
- Se le atribuyen propiedades para mejorar las bronquitis, la tosferina, los dolores de cabeza y la ansiedad.
- Por su riqueza en nutrientes es adecuada en el acné, la caída del pelo y las dermatitis en general.
- Ayuda en las dismenorreas, la distrofia muscular, el estreñimiento, las hemorroides y las varices.
- Tiene efectos positivos en las hernias recientes, el herpes, las náuseas y la falta de apetito.

Se recomienda una dosis diaria de 1.000 mg de jalea real en ampollas bebibles, o 500 mg de jalea real liofilizada en cápsulas.

Polen

Su riqueza alimenticia es tal que solamente 100 g de polen equivalen en aminoácidos esenciales a 500 g de carne de vaca o 30 huevos, a lo que hay que añadir que tanto su valor biológico, como su utilidad neta, son superiores a los demás alimentos procedentes de mamíferos.

Es fácil comprobar también la gran riqueza en azúcares, los cuales llegan a constituir el 85 % del total, siendo éstos de fácil y rápida asimilación, en parte por estar unidos a sustancias claves para su metabolismo, como son la vitamina B_1 y el calcio.

También es de destacar la presencia importante de vitamina A y E, así como una cantidad significativa de ácidos grasos insaturados contenidos en la cutícula que los rodea. Entre estas grasas están los fitosteroles, sustancias cuyo parentesco químico con las hormonas sexuales es notorio.

Otros componentes igualmente importantes son los deoxirribósidos, cuya misión es la maduración intelectual de los seres en crecimiento, y el factor inhibidor de la estreptolisina, sustancia cuya propiedad antibiótica es notoria, ya que actúa incluso en virus en estado de maduración y en la mayoría de las infecciones del aparato digestivo y pulmonar.

Aplicaciones

Tratamiento de las **prostatitis** y la hipertrofia prostática, utilidad que ya ha sido ampliamente experimentada por la medicina oficial con rotundo éxito. Al consumirlo, junto al mantenimiento de ciertas normas dietéticas y controlando las posibles infecciones urinarias, los enfermos se ven pronto libres de las molestias en la micción y al sentarse, prueba inequívoca de que la inflamación ha remitido. Es imprescindible tomar una dosis alta en ayunas, al levantarse, resultando conveniente unirlo a las pipas de calabaza.

Acción **antidepresiva** importante, sin efectos secundarios, aunque de acción algo lenta. No posee efectos sedantes ni euforizantes y es compatible con cualquier otro tipo de medicación.

Efecto **energético** importante gracias a sus azúcares de absorción inmediata.

Estados de debilidad crónica o por enfermedades. Desnutrición o malnutrición, bien sea por motivos alimentarios o por malabsorción. Tres dosis de polen al día pueden proporcionar suficientes nutrientes para mantener con vida a personas que no pueden ingerir otros alimentos.

Este factor es sumamente importante en alpinistas, espeleólogos y cualquier otro profesional que necesite llevar consigo alimentos para sobrevivir varios días o semanas.

Afecciones digestivas diversas, tanto diarreas, como estreñimiento (regula la flora intestinal).

Tratamiento **rejuvenecedor,** no solamente por la aportación de tanta cantidad de nutrientes, sino por la combinación equilibrada de todos ellos.

Si tenemos en cuenta que cada grano de polen es capaz de generar una vida, entenderemos que en el ser humano debe tener propiedades importantísimas como nutriente.

En los ancianos la mejora es más notoria que en los jóvenes, pues aporta una gran vitalidad, alegría, energía muscular y mejor circulación cerebral.

Efecto potente sobre la piel, a la cual mejora, da color y contribuye a eliminar las arrugas, controlando tanto la piel seca como la grasa.

Acción afrodisíaca eficaz y continuada, especialmente en el varón. Aumenta la cantidad de semen y la potencia eréctil. Hay estudios que demuestran que también mejora la fertilidad, tanto en número de espermatozoides como en su calidad.

Es una ayuda para casos crónicos de anemia.

También posee, entre otras, la virtud de controlar la hipertensión, acelerar el bronceado, mejorar las funciones hepáticas, cicatrizar las úlceras duodenales, agudizar la visión nocturna, potenciar la inteligencia y la memoria, al mismo tiempo que se comporta como un adaptógeno para situaciones de estrés.

Puede emplearse como preventivo de las infecciones invernales. Una compañía farmacéutica comercializó una mezcla de aspirina y polen para el tratamiento de la gripe con bastante éxito, mientras que otra mezcló polen, própolis y vitamina C como preventivo, con el mismo resultado satisfactorio. Con estas mezclas se realizaron experimentos en fábricas y casi ningún empleado tuvo que dejar de trabajar ese invierno a causa de la gripe.

Tratamiento preventivo de las **alergias** al polen primaveral. Para ello se deberán tomar pequeñas dosis desde el mes de enero hasta el comienzo de la polinización, aproximadamente en mayo. Es bien sabido que el polen ingerido no suele producir alergia sino que evita la predisposición a padecerla, ya que insensibiliza al organismo contra los efectos alérgicos. Lo que parece probable es que el polen no sea el responsable en sí mismo de las alergias primaverales, sino las numerosas partículas (algunas proteicas) que se adhieren a él en su viaje por el aire. El polen muy purificado no parece tener ningún efecto alergénico, mucho menos el ingerido, ya que en este caso los jugos gástricos neutralizan sus posibles efectos secundarios. No obstante, ante un caso de fuerte reacción alérgica, se deben hacer pruebas con un simple grano, masticándolo lentamente.

También es eficaz en:

- Disminuir los efectos secundarios en los tratamientos por radioterapia, en especial los que afectan al hígado y hematíes.
- Potenciación de la memoria y la capacidad de concentración.
- Para los atletas por su efecto **anabolizante** inocuo y su gran poder energético.
- Aumento del apetito.
- Ligero efecto normotensor, especialmente en casos de tensión arterial alta.
- Efecto antibiótico en enfermedades broncopulmonares.
- Prevención de **adenomas prostáticos.**
- Mejoramiento de hemorroides y varices.
- Mejoría del asma bronquial de tipo alérgico.
- Aporte de nutrientes esenciales para embarazadas, lactantes y niños con poco desarrollo.
- Mejora de la visión en lugares oscuros.
- Estabilización de los trastornos psíquicos menores, como la ansiedad, el estrés y el nerviosismo.

Antioxidantes y enzimas

La respiración en presencia de oxígeno resulta esencial en la vida celular de nuestro organismo, pero como consecuencia de la misma se producen unas moléculas, los radicales libres, que ocasionan a lo largo de la vida efectos negativos para la salud por su capacidad de alterar el ADN (los genes), las proteínas y los lípidos o grasas.

Radical libre es un átomo o molécula que posee uno o más electrones no apareados girando en sus órbitas externas.

Esta condición, químicamente muy inestable, le vuelve muy activo puesto que el electrón impar busca otro electrón para salir del desequilibrio atómico. Para esto quita un electrón a cualquier molécula vecina, es decir que «oxida» la molécula, alterando su estructura y convirtiéndola a su vez en otro radical libre deseoso por captar un electrón. Se genera así una reacción en cadena.

Al tomar electrones de los lípidos y proteínas de la membrana celular, estos elementos no podrán cumplir sus funciones básicas, entre ellas el intercambio de nutrientes o descartar los materiales de desecho celular, haciendo imposible el proceso de regeneración y reproducción celular. Así, los radicales libres contribuyen al proceso del envejecimiento.

Puesto que en nuestro cuerpo hay células que se renuevan continuamente (piel, intestino, huesos...) y otras que no (células hepáticas, neuronas...), con los años, los radicales libres pueden producir una alteración genética sobre las primeras, aumentando así el riesgo de padecer enfermedades degenerativas, y reducir la funcionalidad de las segundas (las células que no se renuevan), lo que nos lleva al envejecimiento.

Hábitos tan comunes como practicar ejercicio físico intenso y competitivo, el tabaquismo, el consumo de dietas ricas en grasas saturadas y la sobreexposición a las radiaciones solares, así como la contaminación ambiental, aumentan la producción de radicales libres.

Afortunadamente no todos los radicales libres son peligrosos pues, por ejemplo, las células del sistema inmune crean radicales libres para matar bacterias y virus, pero, si no hay un control suficiente por los antioxidantes, incluso las células sanas pueden ser dañadas.

Antioxidantes

Se definen como antioxidantes aquellas sustancias que, presentes a bajas concentraciones respecto a las de un sustrato oxidable (biomoléculas), retardan o previenen su oxidación. El antioxidante, al chocar con el radical libre cede un electrón, se oxida y se transforma en un radical libre débil no tóxico.

Afortunadamente en estos últimos años se ha investigado científicamente el papel que juegan los antioxidantes en las patologías cardiovasculares, en numerosos tipos de cáncer, en el SIDA e incluso otras directamente asociadas con el proceso de envejecimiento, como las cataratas o las alteraciones del sistema nervioso.

Los estudios se centran principalmente en la vitamina C, vitamina E, beta-carotenos, flavonoides, selenio y zinc. La relación entre estos antioxidantes y las enfermedades cardiovasculares y, probablemente, las cerebrovasculares, está hoy suficientemente demostrada.

Se sabe que la modificación del colesterol LDL desempeña un papel fundamental tanto en la iniciación como en el desarrollo de la arteriosclerosis (engrosamiento y dureza anormal de las cubiertas internas de los vasos sanguíneos debido a un depósito de material graso, que impide o dificulta el paso de la sangre). Los antioxidantes pueden bloquear los radicales libres que modifican el colesterol, reduciendo así el riesgo cardiovascular. Por otro lado, los bajos niveles de antioxidantes pueden constituir un factor de riesgo para ciertos tipos de cáncer.

Se ha demostrado que el organismo posee un número de mecanismos a través de los cuales produce, y a la vez limita, la producción de especies reactivas de oxígeno. La defensa antioxidante protege a los tejidos del daño oxidativo a través de enzimas como la superóxido dismutasa, la glutatión peroxidasa, la glutatión reductasa y la catalasa.

Un exceso de radicales libres suele iniciar el daño de la pared vascular y en este proceso se encuentra implicado el colesterol de LDL. Se ha demostrado una disminución en la incidencia de enfermedades cardiovasculares con suplementos individuales de antioxidantes.

Todo ello nos lleva a afirmar que los radicales libres son protagonistas de numerosas enfermedades que provocan reacciones en cadena; estas reacciones sólo son eliminadas por la acción de otras moléculas que se oponen a este proceso tóxico en el organismo, los llamados sistemas antioxidantes defensivos.

Un primer grupo trabaja sobre la cadena del radical inhibiendo los mecanismos de activación, un segundo grupo neutraliza la acción de los radicales libres ya formados, por tanto, detiene la cadena de propagación. En este grupo pueden encontrarse enzimas como las anteriormente citadas, que producen peroxidasas particularmente importantes, como la glutatión peroxidasa.

El complejo A, C, E, Selenio

Supuso en su momento la mezcla de antioxidantes más empleada, aunque ahora ha caído algo en desuso, pero no en eficacia. Se recomiendan tratamientos anuales, especialmente cuando existan enfermedades degenerativas o una aceleración del proceso de envejecimiento.

Ácido alfa lipoico

El ácido alfa lipoico es un suplemento nutricional que funciona como un potente antioxidante. Se trata de una sustancia natural producida en pequeñas cantidades por nuestro organismo, que juega un rol importante en el metabolismo de los azúcares y provee energía a las células. Tiene una acción protectora de la función hepática y es importante en el tratamiento de la neuropatía diabética.

En los años ochenta el alfa-lipoico fue descubierto como un poderoso antioxidante y hay quienes sostienen que es el antioxidante ideal.

Esto se debe a que restaura la habilidad de otros antioxidantes para barrer los radicales libres incrementando su efectividad. Esto ocurre particularmente con la vitamina E, que es reciclada en el organismo cada vez que neutraliza a un radical libre, evitando que lesione las membranas celulares. También restaura la acción de la vitamina C, el glutatión y la coenzima Q10.

Es considerado como el «antioxidante universal» ya que además de tener sus propias acciones antioxidantes da paso a todas las células (mitocondrias), permitiendo así tener mayor capacidad para atrapar los radicales libres donde éstos estén.

La formación principal de radicales libres es originada por diferentes causas como son el estrés, la contaminación del medio ambiente, el alcohol, los cigarros, los alimentos procesados y los fármacos. Siendo éstos los principales causantes de muchas enfermedades como artritis, cáncer, problemas cardíacos y envejecimiento prematuro.

También se sabe que este antioxidante puede mejorar el sentido del olfato.

Beneficios del ácido alfa lipoico:

- Importantes estudios han demostrado que el ácido alfa lipoico, en la dieta de diabéticos tipo II, aumenta un 30 % los niveles saludables de insulina, incrementando notablemente la utilización de glucosa en la sangre.
- En pacientes con cataratas mejora notablemente la agudeza visual, ya que estimula la producción del antioxidante glutatión y éste, a su vez, protege nuestros ojos para que no se desarrolle dicha catarata.
- Neuropatía diabética: Se ha demostrado científicamente que el ácido alfa lipoico reduce los síntomas de neuropatía diabética, principalmente dolor, entumecimiento en extremidades inferiores y ardor. La dosis recomendada para pacientes con dicha enfermedad es de 600 mg 3 veces al día, disminuyendo así los síntomas en un 50 %.

- Glaucoma: Enfermedad que ocasiona daño en el nervio óptico, que puede llegar a resultar una ceguera. Dicha enfermedad afecta principalmente a un gran número de americanos. A pacientes con estado I y II de glaucoma de ángulo abierto se les administró 75 mg de ácido alfa lipoico durante dos meses. Dichos resultados fueron muy satisfactorios, mejorando así la función visual en dichas personas.
- El ácido alfa lipoico entra al cerebro y protege directamente las células donde más lo necesitan, y una vez allí incrementa los niveles de glutatión protegiéndolo de los radicales libres. Investigaciones recientes han demostrado que niveles bajos de glutatión en el cerebro se asocian con desórdenes cerebrales como: Parkinson, Alzheimer y demencia.
- Ayuda a mejorar la salud cardíaca aumentando la eficiencia del músculo cardíaco.
- Protege las arterias capilares y venas.
- El ácido alfa lipoico se considera como el mejor antioxidante que protege al hígado, siendo muy importante para enfermedades como la hepatitis C. En Europa es usado para intoxicaciones de drogas, hepatitis alcohólica, intoxicaciones originadas por veneno y pacientes sometidos a radiaciones.

Ácido tióctico

El ácido tióctico es un compuesto sulfurado que actúa como factor de crecimiento en algunos microorganismos y como coenzima o grupo prostético en los tejidos de los mamíferos. En algunos países, el ácido tióctico se asocia a preparados multivitamínicos y en otros en los que se comercializa sin asociar, se utiliza como suplemento alimentario. Se considera como un factor nutriente esencial. Se utiliza como antioxidante, como quelante del cobre en la enfermedad de Wilson y detoxicante hepático en el envenenamiento por algunas setas y metales pesados.

Mecanismo de acción

La acción beneficiosa del ácido tióctico se debe a su elevado poder antioxidante que le permite capturar numerosos radicales libres como los radicales hidróxilo, hipocloroso y oxígeno.

El ácido tióctico atraviesa fácilmente las membranas celulares actuando tanto en medios lipófilos como hidrófilos, por lo que puede actuar frente al estrés oxidativo y prevenir el daño celular a muchos niveles. También actúa indirectamente regenerando o reciclando otros antioxidantes presentes en la sangre. Así, por ejemplo, la vitamina E oxidada es reducida por el ácido lipoico volviéndose nuevamente eficaz como antioxidante. De igual forma, la vitamina C y el glutatión son regenerados por el ácido tióctico.

Estudios preliminares en los que se administró ácido tióctico como suplemento alimentario en pacientes con deficiencia de CD4+ (unos linfocitos que juegan un importante papel en la inmunidad), aumentaron los niveles plasmáticos de vitamina C y de glutatión.

En el hígado, el ácido tióctico participa en numerosas reacciones metabólicas aumentando los niveles de glutatión, siendo éste probablemente el mecanismo de sus efectos detoxicantes y regeneradores hepáticos. En algunos estudios, administrado con la silimarina, el ácido tióctico mostró reducir las transaminasas elevadas por alcoholismo, fármacos o hepatitis.

Como otros derivados sulfurados (glutatión, penicilamina, cisteamina, etcétera), el ácido tióctico es capaz de secuestrar los metales pesados. Se ha utilizado sobre todo en el tratamiento de la enfermedad de Wilson (un desorden metabólico que ocasiona depósitos de cobre en varias partes del cuerpo).

Estudios

Nuevos estudios señalan que el ácido tióctico tendría propiedades *in vitro* e *in vivo* como agente antirretrovírico, actuando a un nivel diferente del de los antivirales derivados de los nucleótidos. *In vitro*, sus efectos son sinérgicos con los del AZT (zidovudina). Sin embargo, sus efectos en la clínica no son conocidos, debidos probablemente a que, por tratarse de un producto fuera de patente, no interesa a las grandes multinacionales hacer estudios sobre él.

Finalmente, hay que destacar que en algunos países europeos el ácido tióctico se ha empleado empíricamente durante muchos años para el tratamiento de la polineuropatía diabética. Se han realizado varios estudios clínicos controlados que han demostrado, sin lugar a dudas, la eficacia del ácido tióctico reduciendo el dolor y las contracturas observadas en la enfermedad. De hecho, su uso como medicamento en esta indicación está aprobado en Alemania. Aunque no existen estudios que lo avalen, probablemente el ácido tióctico debe ser útil en las neuropatías producidas por el SIDA.

Indicaciones

Con la excepción de su uso para el tratamiento de la polineuropatía diabética, en el que las dosis recomendadas son de 300 mg una o dos veces al día, no existen otras recomendaciones, aunque se puede emplear en hepatopatías (transaminasas altas), infecciones víricas (incluido el SIDA), enfermedad de Wilson (intoxicación genética por cobre), y envenenamiento por metales y setas. También para potenciar la acción de otros antioxidantes, especialmente vitaminas C y E.

En Alemania, para el tratamiento de la neuropatía diabética se comercializa una especialidad con el nombre de Thioctacid. En otros países se comercializan cápsulas con 100 o 200 mg de ácido tióctico como suplemento alimentario.

Cisteína (y procisteína)

Este aminoácido no esencial es importante para la producción de enzimas contra los radicales libres, como la glutatión peroxidasa. El hígado y nuestras defensas lo utilizan para desintoxicar el cuerpo de sustancias químicas y otros elementos nocivos. La cisteína, que se encuentra en carnes, pescados, huevos y lácteos, es un detoxificante potente contra los agentes que depriman el sistema inmune, como el alcohol, el tabaco y la polución ambiental.

Aminoácido azufrado, posee unas interesantes propiedades al ser un elemento decisivo en la eliminación del mercurio.

Sintetizado a partir del azufre, la serina y la metionina, todos ellos nutrientes azufrados, es, sin embargo, el más activo de todos, empleándose en medicina como homocisteína. Su forma primaria, la cisteína, es el paso previo para formar cistina, aunque ambas pueden tener las mismas propiedades terapéuticas, dada su fácil conversión.

Funciones orgánicas

Su papel como antioxidante ya le confiere propiedades muy interesantes en la lucha contra la formación de radicales libres y toda la patología que conlleva. Forma parte del glutatión reducido, enzima que posee propiedades muy importantes para el tratamiento de las enfermedades hepáticas, las cataratas incipientes, las alergias y la fatiga, sin olvidar su efecto como rejuvenecedor.

La cisteína interviene en la formación de la coenzima A, en la maduración de los linfocitos macrófagos (aquellos que digieren a las bacterias) y que evitan los residuos tóxicos que quedan después de una invasión bacteriana, actuando como un agente conductor de ciertos metales pesados, los cuales elimina a través del aparato digestivo.

Actúa como eficaz mucolítico en todas las enfermedades bronquiales, manteniendo la elasticidad del tejido bronquial y evitando la fibrosis pulmonar.

Al formar parte de las numerosas proteínas corporales, como las del pelo, uñas, elastina y colágeno, mantiene la integridad y la salud de la piel y los tejidos anexos, por lo que es normal verla incluida en numerosos productos cosméticos.

Es un protector de numerosos nutrientes, como los aminoácidos taurina, alanina y glicina, así como de la piridoxina, por lo que se considera un catalizador importante para el aprovechamiento de ellos y recomendándose su utilización conjunta en casos de avitaminosis o carencias proteicas.

Como antioxidante protege además de todo tipo de radiaciones negativas, sean procedentes de los rayos X o ultravioleta.

Es un eficaz agente contra los efectos perniciosos del tabaco, bien sea a través de su acción sobre la mucosa bronquial, limpiando los bronquiolos de elementos mucosos, o actuando sobre la nicotina.

Estimula la síntesis de las proteínas, ayuda a la absorción del hierro, evita la acumulación excesiva de cobre en los tejidos y contribuye a formar las sales biliares.

Su presencia es importante en la diabetes por su acción sobre el factor de tolerancia a la glucosa y el metabolismo del cromo, actuando en la digestión a través de las enzimas digestivas.

Aplicaciones no carenciales
* Intoxicación por metales pesados, radiaciones o tabaco.
* Deficiencias de antioxidantes o vitaminas B_6 y biotina.
* Fallos en el sistema inmunitario de los macrófagos.
* Enfermedades bronquiales que cursen con mucosidad abundante y fibrosis.
* Carencia de elasticidad en la piel, el pelo o las uñas.
* Enfermedades cutáneas con descamación, eczemas o piel seca.
* Heridas que no cicatrizan por falta de elasticidad cutánea.
* Quemaduras.
* Falta de grasas en la alimentación, especialmente insaturadas.
* Riesgo de formación de trombos por hiperviscosidad sanguínea.
* Poca elasticidad en la pared venosa.

Nota
Para los problemas de piel hay que administrarla como L-cistina.

Es útil administrarla unida a otros aminoácidos azufrados, entre ellos la metionina, ya que así se facilita su absorción, en unión también a la vitamina B_6, la B_1 y la C.

Glutatión peroxidasa

Su actividad está estrechamente ligada a la presencia de selenio y al superóxido dismutasa y la catalasa.

Cuando los organismos han sido expuestos a fármacos, radiaciones, sustancias óxido-reductoras, estará disminuida la síntesis de glutatión, llegando a ser insuficientes sus concentraciones y reduciéndose las posibilidades defensivas de la célula frente a estos radicales libres.

Una dieta equilibrada puede llegar a aportar unos 150 mg de GSH al día.

Funciones corporales

Una de las funciones más importantes del glutatión es proteger a la célula contra la acción de los radicales libres H2 O2, además de proteger a los lípidos de la membrana celular de la peroxidación.

Resulta de utilidad en la recuperación de las vitaminas C (ácido ascórbico) y E (alfa-tocoferol), después de participar en la eliminación de radicales libres generados *in situ* o a distancia. El GSH interviene además en la detoxificación de compuestos xenobióticos, el almacenamiento y transporte de cisteína, la regulación del balance redox de la célula, el metabolismo de los leucotrienos y las prostaglandinas, la síntesis de los desoxirribonucleótidos, la función inmunológica y la proliferación celular.

Indicaciones

- Cáncer. Parece ser que este compuesto induce la resistencia al daño oxidativo, ya que la eliminación de esta resistencia revierte la capacidad de metástasis. En pacientes con cáncer del pulmón se observó una relación inversa entre la sensibilidad a la quimioterapia y la abundancia de GSH.
- Obesidad. Se plantea que la ingestión de dietas ricas en grasa favorece la disminución de la actividad de la glutatión peroxidasa en el corazón y otros órganos, lo mismo que del selenio. En conclusión,

dietas altas en grasas y en colesterol inducen un desequilibrio de la defensa antioxidante, lo cual provocará un aumento en el peso.

- Úlcera péptica. La participación de la enzima en esta enfermedad es relevante, ya que en ensayos realizados se encontró un déficit enzimático, tanto en el tejido hepático, como en la mucosa gástrica.
- Enfermedad de Parkinson. Esta enfermedad se caracteriza por una disminución de las concentraciones de glutatión peroxidasa en la sustancia nigra del cerebro.
- Ejercicio físico y envejecimiento. Se ha demostrado que durante el ejercicio físico y el envejecimiento, el sistema antioxidante sufre una importante alteración. Las enzimas antioxidantes SOD y CAT del hígado y el miocardio muestran una disminución general a edades mayores, mientras que las enzimas relacionadas con el hígado y en las mitocondriales del corazón, aumentan significativamente. Tanto el envejecimiento como el ejercicio intenso pueden provocar estrés oxidativo al organismo. La suplementación con glutatión previene en parte los daños ocasionados por la oxidación.

Superóxido dismutasa (sod)

Una de las enzimas antioxidantes más importante es la superóxido dismutasa o SOD. La SOD es verdaderamente el mecanismo maestro de defensa de las células para atrapar a los radicales libres y prevenir las enfermedades.

Una mutasa es un tipo de enzima que inicia la reorganización de los átomos en una molécula, y la función primaria de la SOD es convertir al radical libre superóxido (O_2) en peróxido de hidrógeno, un radical libre menos dañino. Entre los radicales libres, el superóxido es el más poderoso y peligroso.

Esto es porque debido a su estructura química requiere 3 electrones para reequilibrarse. Cuando arrebata esos 3 electrones de otras moléculas, se crea un desequilibrio aún mayor que cuando hay un desequilibrio convencional producido por un solo electrón. También tiende a reequilibrarse más rápidamente creando más superóxidos con el potencial de causar mucho más daño.

La especie de oxígeno reactivo (ROS) ha sido asociada con toda clase de enfermedades degenerativas, artritis, cáncer, la enfermedad de Alzheimer y la enfermedad de Parkinson. Además, el superóxido junto con el óxido nítrico nos lleva a la generación de peroxinitrito, el cual es principalmente responsable de la muerte de las células.

Debido a que el superóxido es tan potencialmente dañino, la SOD existe en 2 formas en la célula: en las mitocondrias, las cuales son las estructuras productoras de energía de la célula, la SOD está presente como una enzima que contiene manganeso.

En el citoplasma de la célula, el cobre y el zinc son los metales principales encontrados en la estructura de la SOD. La presencia de la SOD en ambos lugares, en la mitocondria y el citoplasma asegura que mucho del superóxido sea convertido en peróxido de hidrógeno.

La superóxido dismutasa ha provocado un gran interés por parte de los investigadores médicos desde su descubrimiento en 1968.

Primero se utilizó en forma inyectable para tratar la artritis en adultos y problemas respiratorios en los niños y para servir como una terapia coadyuvante en el tratamiento del cáncer.

Mientras en el pasado se usaron fuentes bovinas para obtener SOD inyectable, hoy tenemos la SOD/gliadina: la primera fuente oralmente accesible y vegetariana de la SOD y un avance revolucionario en el desarrollo de los complementos alimentarios.

Funciones corporales

Actúa neutralizando los radicales superóxido y convirtiéndolos en peróxido de hidrógeno en concentraciones inferiores a 10, siempre en presencia de zinc.

La SOD es imprescindible para todos los organismos aerobios, habiéndose establecido una correlación entre los niveles de SOD y el índice la longevidad.

Aplicaciones terapéuticas

- Artritis. Varios estudios apoyan la idea de que los radicales libres contribuyen al daño en las articulaciones implicadas en la artritis. Al reducir los niveles de radicales libres, la SOD puede retrasar el desarrollo y el progreso de la artritis.

- Asma. Aunque no se conocen las causas exactas del asma, la investigación ha sugerido que ciertos radicales libres ROS, incluyendo el superóxido, pueden dañar al tejido pulmonar y ocasionar problemas asmáticos.

  Un estudio llevado a cabo hace algunos años sugirió que la SOD complementaria puede contrarrestar el daño tisular relacionado con el peróxido, y prevenir enfermedades pulmonares crónicas y otros problemas relacionados con la deficiencia respiratoria.

- Alergias. En un estudio clínico se encontró que la SOD puede reducir la severidad de un ataque de asma provocado por alérgenos y otros agentes químicos. Los investigadores han encontrado que los niveles adecuados de la SOD reducen el efecto constrictor de los alérgenos y hacen más fácil la respiración.

- Cáncer. Los radicales libres ROS pueden alterar el ADN y la membrana de las células, resultando en un código genético mutado dentro de la célula. Esto al final nos puede llevar al cáncer.

La SOD puede inhibir la metástasis, retrasar el crecimiento tumoral y prevenir el daño celular inicial. Además, la SOD puede ayudar a proteger y reparar el tejido sano que es dañado por los tratamientos de quimioterapia y radioterapia.

Algunos estudios han demostrado que la SOD no solamente inhibe la propagación de los tumores, sino que además cuando se combina con la quimioterapia la hace más efectiva. Por otro lado, la evidencia muestra que la SOD reduce la efectividad de ciertas sustancias químicas que son responsables de la reproducción de los genes dañados que pueden llevarnos a la generación de células malignas.

Sólo una única exposición a la radiación UV puede causar una disminución importante en la SOD antioxidante hasta 72 horas después de dicha exposición. Un estudio clínico determinó que la SOD no sólo puede prevenir el cáncer de piel lo mismo que otras enfermedades dermatológicas, sino que puede realmente aumentar la capacidad del cuerpo para producir más SOD.

Otro estudio sugiere que la SOD usada en conjunto con la terapia de radiación previene el daño inmediato de la radiación, y protege contra el daño que puede ocurrir más tarde.

En un estudio clínico de pacientes con cáncer tratados con radiación, se demostró que la SOD ayuda a aliviar —y a veces hasta revertir— la fibrosis inducida por la radiación. Lo mismo se demostró en otro estudio con relación a la quimioterapia. En nuestras investigaciones, hemos logrado constatar que los niveles inferiores de la SOD están asociados con tumores agresivos y metales tóxicos.

La SOD, finalmente, es una de las defensas importantes preliminares contra la invasión y la propagación del cáncer en los leucocitos y mejora las acciones de otros medicamentos anticancerosos.

Licopeno

El licopeno es un pigmento vegetal, soluble en grasas, que aporta el color rojo característico a los tomates, las sandías y en menor cantidad a otras frutas y verduras.

Pertenece a la familia de los carotenoides como el β-caroteno, sustancias que no sintetiza el cuerpo humano, sino los vegetales y algunos microorganismos, por lo que se deben consumir en la alimentación como micronutriente.

El licopeno es uno de los primeros carotenoides que aparecen en la síntesis de este tipo de compuestos, constituyendo la base molecular para la síntesis de los restantes carotenoides.

Su obtención por síntesis química aún no está totalmente establecida y, a diferencia de otros carotenoides como el β-caroteno producido a gran escala por síntesis, el licopeno se obtiene fundamentalmente a partir de fuentes naturales, y muy especialmente tomates.

Sin embargo, los sistemas de extracción son costosos y el licopeno presenta una baja estabilidad, lo que ha limitado su utilización como colorante alimenticio.

Cada vez existen más autores que sugieren que el consumo de licopeno tiene un efecto beneficioso sobre la salud humana, reduciendo notablemente la incidencia de las patologías cancerosas sobre todo de pulmón y próstata, así como para prevenir afecciones cardiovasculares y envejecimiento.

También existen evidencias científicas de que previene el síndrome de degeneración macular, principal causa de ceguera en la gente mayor de 65 años.

Un estudio realizado por investigadores de la Universidad de Harvard reveló que el consumo de licopeno redujo en un 45 % las posibilidades de desarrollar cáncer de próstata en una población de 48.000 sujetos que tenían en su dieta por lo menos 10 raciones semanales de tomate o subproductos de éste. La investigación duró seis años. Otras investigaciones descubrieron que el licopeno también reduce los niveles de colesterol en forma de lipoproteína de baja densidad (LDL), por lo que la ingesta de tomates reduce la incidencia de enfermedades cardiovasculares.

Los primeros estudios se centraron en los beneficios que aportaban en la prevención de ciertos cánceres, y mostraban que aquellas personas que lo consumían con frecuencia estaban menos expuestas a cánceres que afectaban al sistema digestivo y al reproductor, tales como el de colon y de próstata.

Otros estudios posteriores demostraron las propiedades del antienvejecimiento del licopeno. Un ejemplo es el llevado a cabo con un grupo de 90 monjas, en el sur de Italia, con edades comprendidas entre los 77 y los 98 años. Aquellas con índices mayores de licopeno en la sangre tenían una mayor agilidad a la hora de realizar todo tipo de actividades.

Plantas medicinales

Esta relación se refiere a aquellas plantas medicinales que se deberían incluir dentro de la lista de suplementos antienvejecimiento, utilizándose de manera continuada y alterna durante toda la vida.

Ajo
Allium sativum

Partes utilizadas
Se emplea el bulbo turgente y bien maduro.

Composición
Una enzima como la alinasa, inulina, aceite esencial con aliicina que se transforma en disulfuro de alilo y vitaminas A, B, C y nicotinamida. También hierro, fósforo, calcio, proteínas y carbohidratos.

Usos medicinales
Es antiséptico, balsámico, antihelmíntico, hipotensor y diurético. Se le reconocen propiedades como rejuvenecedor y restaurador arterial. A pesar de que sus acciones han sido demostradas en repetidas ocasiones por los mejores investigadores, el uso del ajo sigue estando muy limitado a sus aplicaciones culinarias. En el mercado de la herbodietética existen perlas a base de su aceite o incluso con ajo puro pulverizado y seco, las cuales nos pueden servir para utilizarlo con eficacia sin que notemos su profundo olor en el aliento.

Su mejor aplicación es para la arteriosclerosis, los zumbidos de oído, la hipertensión arterial y la pérdida de memoria en la vejez. Es eficaz también por su efecto antibiótico en las enfermedades del aparato bronquial, ya que al eliminarse por el aliento ejerce un efecto local muy poderoso como bactericida. Se le reconocen propiedades contra el cáncer. Mejora también la diabetes, la gripe y los enfriamientos, teniendo en estos casos un efecto bactericida potente. Elimina los parásitos intestinales, previene la trombosis y alivia la claudicación intermitente.

Otros usos

Su jugo neutraliza el veneno de los insectos. Aplicado directamente en el diente dolorido calma el malestar, lo mismo que si lo introducimos en la oreja en casos de otitis. Mezclado con los alimentos fomenta la puesta de huevos de las gallinas.

Se le reconocen propiedades contra el cáncer, estimula el sistema inmunológico y ayuda a reducir los ataques de asma alérgica, recomendándose para el tratamiento del SIDA.

Para evitar el mal aliento por su consumo es útil masticar perejil o hinojo.

Toxicidad

No tiene toxicidad, pero su tolerancia gástrica es mala.

No debe ser consumido por las mujeres lactantes, ya que provoca cólicos en los bebés.

Por sus propiedades anticoagulantes debe evitarse su consumo por personas que estén en tratamiento médico con estos medicamentos.

Cardo mariano
Silybum marianum

Partes utilizadas
Se emplean las semillas.

Composición
Silimarina, silibina, histamina y flavonoides.

Usos medicinales
Es el mejor hepatoprotector conocido, capaz de regenerar al hepatocito. Es eficaz también como colagogo, antitóxico, digestivo y aperitivo. Se emplea con éxito en la cirrosis, las insuficiencias biliares, las malas digestiones y como tónico hipertensor. Tiene acciones positivas en las hemorragias digestivas, nasales y vaginales. Alivia la gripe, la cistitis, las jaquecas, las alergias, y contribuye a eliminar cálculos renales y vesiculares.

Otros usos
Su sinergia se da con el diente de león. Es eficaz para los mareos y vómitos en los viajes. Se le atribuyen buenos efectos como cardiotónico y en la insuficiencia venosa. Posee un efecto antioxidante 10 veces superior a la vitamina E, contribuyendo también a disminuir los niveles de colesterol. Actúa como antihemorrágico en la insuficiencia hepática.

Toxicidad
No tiene toxicidad.

Cúrcuma
Curcuma longa

Composición
Principio amargo, resina, almidón y ácidos orgánicos.

Partes utilizadas
Las raíces y hojas.

Usos medicinales
Se emplea como tónico estomacal pues estimula la producción de jugos gástricos, siendo adecuado para abrir el apetito y en la hipoclorhidria. Es colagoga, carminativa y reduce el colesterol. Es un potente antiinflamatorio.

Otros usos
Forma parte de la salsa curry, mezclada con coriandro, jengibre, comino, nuez moscada y clavo.

Toxicidad
Tiene efecto anticoagulante.

Diente de león
Taraxacum officinale

Partes utilizadas
En infusión se emplean las hojas.

Composición
Hojas: flavonoides, vitaminas y cumarinas.
Raíces: inulina, resina y amargos.

Usos medicinales
Colagogo y colerético, digestivo, depurativo. Las hojas tiernas y jóvenes son un exquisito plato como ensalada, además de muy nutritivo. El único requisito es lavarlas bien para quitarles ligeramente su amargor.

En medicina natural se emplea en todas las hepatopatías, siendo uno de los mejores remedios que existen para estas patologías. Disuelve y elimina los cálculos biliares y es un excelente e inocuo diurético.

Se puede emplear también en arteriosclerosis, estreñimiento, obesidad, reumatismo y gota, así como en las enfermedades de la piel.

Otros usos
Con sus raíces tostadas se prepara en muchos lugares de Iberoamérica un sucedáneo del café mucho más saludable y barato. En épocas de penuria económica, algunos pueblos han podido sobrevivir comiendo solamente esta planta en su totalidad. La savia del látex aplicada directamente elimina las verrugas.

Toxicidad
No tiene toxicidad.

Echinacea
Echinacea angustifolia

Partes utilizadas
Flores y raíz.

Composición
Resina, equinaceína, equinacósido, inulina, glucosa, betaína, fructosa, fitolelanos y aceite esencial.

Usos medicinales
Antibiótica y antitérmica. Es un excelente antibiótico natural que estimula, además, el sistema defensivo. Baja la fiebre, es antiinflamatorio y analgésico, pudiéndose emplear incluso en afecciones virales. Estimula la producción de interferón, inhibe las enzimas hialuronidasas en las bacterias, aumenta la actividad de los fagocitos séricos y tisulares, acelera y refuerza los fibroblastos, y eleva los niveles de properdina, indicador de la respuesta del organismo ante una infección.

Externamente conserva las mismas propiedades en gargarismos, heridas infectadas, quemaduras y como cicatrizante. Puede producir sudor y un aumento de la saliva. Se puede emplear como preventivo de enfermedades infecciosas de invierno.

Es eficaz en la inflamación de los ganglios linfáticos, los abscesos, mastitis, fiebre puerperal, erisipela, úlceras varicosas.

Otros usos
Se le ha encontrado sinergia con el tomillo. Parece que puede ayudar a aumentar la cantidad de glóbulos rojos en los pacientes con cáncer que están siendo radiados. Es eficaz en las picaduras de insectos. Se recomienda emplear la raíz fresca.

Toxicidad
No tiene toxicidad.

Espino blanco
Crataegus oxycantha

Partes utilizadas
Se emplean las flores.

Composición
Contiene purinas, colina, ácidos triterpénicos, crataególico, flavonoides, quercetol, ácido cafeico, antocianinas, histamina, aminopurinas, taninos y vitamina C.

Usos medicinales
Hipotensor, cardiotónico, calmante y antiespasmódico. Es el remedio de elección en toda la patología cardíaca, en especial la insuficiencia. Regula la tensión arterial alta y baja, la tensión descompensada y corrige las taquicardias y palpitaciones, especialmente de origen nervioso. Mejora la arteriosclerosis, el exceso de colesterol y los espasmos vasculares. La corteza se empleaba contra la malaria. Su acción está más en la continuidad que en la dosis, ya que dosis más altas no tienen mejores efectos.

Otros usos
Es una buena planta para elaborar deliciosos y útiles vinos medicinales. Con la madera se hacen útiles de torno y ebanistería. Se emplea contra el insomnio y los vértigos.

Toxicidad
No tiene toxicidad. A dosis altas puede originar bradicardia.

Ginkgo
Ginkgo biloba

Partes utilizadas
Se emplean las hojas.

Composición
Antocianinas, flavonoides y ginkgólidos.

Usos medicinales
Excelente venotónico en varices y hemorroides. Mejora la circulación cerebral, la insuficiencia circulatoria y la fragilidad capilar, siendo especialmente importante en ancianos.

Se comporta como un poderoso antioxidante, aumentando la cantidad de oxígeno disponible para el cerebro, al mismo tiempo que evita la coagulación excesiva de la sangre. Se cree que el Ginkgo también puede ayudar a mejorar la transmisión de información en las células cerebrales, el tiempo de reacción en pruebas de memoria, siendo especialmente eficaz en los pacientes con Alzheimer.

Otros usos
Eficaz afrodisíaco por un aumento del volumen sanguíneo en los cuerpos cavernosos del pene, ejerciendo también como un moderado antidepresivo.

Toxicidad
No tiene toxicidad.

Ginseng
Panax quinquefolium

Partes utilizadas
Se emplea la raíz de seis años.

Composición
Ginsenósidos, panaxósidos, ácido panáxico, saponina, fosfatos, estrógenos y las vitaminas C y B.

Usos medicinales
Estimulante nervioso, hormonal y muscular, así como hipoglucemiante ligero, antiespasmódico y afrodisíaco. Es la planta medicinal más utilizada en todo el mundo y de la que todavía no conocemos todas sus propiedades. Se emplea con éxito en los decaimientos, agotamiento nervioso, estrés, fatiga intelectual, mala memoria y riego sanguíneo cerebral disminuido. También para corregir los problemas nerviosos y hormonales de la menopausia, para aumentar las defensas inespecíficas, en la disminución prematura de la potencia sexual, como regulador de la presión sanguínea y en las diabetes no estabilizadas.

Toxicidad
A pesar de que no tiene toxicidad, no hay que sobrepasar la dosis de 2 g diarios.

Jengibre
Zingiber officinale

Partes utilizadas
Se emplea la raíz.

Composición
El aroma es debido a una esencia que contiene los terpenos siguientes: cineol, felandreno, citral y borneol. El gusto acre y ardiente proviene de los fenoles siguientes: gingerol, shogaol y zingerona.

Usos medicinales
Alivia las náuseas y los mareos producidos por los viajes, también los vómitos matutinos de embarazada, y aquellos que son ocasionados por intolerancias medicamentosas. Es antiespasmódico, mejora la digestión de las grasas, y se emplea en las enfermedades producidas por frío, pues genera calor interno. Se le atribuyen propiedades para estimular las defensas, como antiinflamatorio y para reducir el colesterol y la hipertensión.

Otros usos
Previene la formación de coágulos en la patología arterial. Para aliviar dolores de garganta, chupar un trozo de jengibre.

Externamente se emplea su aceite para sabañones, enfriamientos renales y enfermedades reumáticas.

Toxicidad
Estimula la menstruación, por lo que no debe ser empleado durante el embarazo. Puede ocasionar, igualmente, acidez estomacal.

Rhodiola
Rhodiola rosea

La *Rhodiola rosea* es una planta extraordinaria que cuenta con una amplia y variada historia de usos. Se cree que fortalece el sistema nervioso, combate la depresión, mejora la inmunidad, eleva la capacidad para hacer ejercicio, mejora la memoria, ayuda a la reducción de peso y aumenta la función sexual. Durante mucho tiempo ha sido conocida como un potente adaptógeno.

La evidencia ha demostrado que es útil en:

Estrés
La administración de *Rhodiola rosea* parece afectar a los niveles de monoaminas centrales, también podría ofrecer beneficios y ser el adaptógeno de elección en condiciones clínicas caracterizadas por un desequilibrio de las monoaminas del sistema nervioso central.

Psicopatologías
Esto es consistente con las reivindicaciones rusas para mejoras en la depresión y la esquizofrenia.

Enfermedades autoinmunes
También es eficaz en el trastorno afectivo estacional, la fibromialgia y el síndrome de fatiga crónica, entre otros.

Asimismo se ha afirmado que esta planta tiene gran utilidad como terapia en la astenia (disminución en el rendimiento laboral, trastornos del sueño, falta de apetito, irritabilidad, hipertensión, dolores de cabeza y fatiga) desarrollada después de una intensa fatiga física o intelectual, la gripe y otras exposiciones virales e infecciosas.

La recuperación muscular
La Rhodiola se ha demostrado que reduce el tiempo de recuperación después de entrenamientos prolongados, aumenta la capacidad de atención, la memoria, la fuerza y la acción antitóxica.

El extracto de *Rhodiola rosea* aumenta el nivel de enzimas, ARN y proteínas importantes para la recuperación muscular después del ejercicio exhaustivo. También estimula el estado de la energía muscular, la síntesis de glucógeno en los músculos y el hígado, la síntesis de proteínas musculares y la actividad anabólica.

Memoria

Los estudios que utilizan pruebas de corrección de pruebas han demostrado que mejora la memorización y la capacidad de concentración durante períodos prolongados.

Se aumenta la actividad bioeléctrica del cerebro que mejora la memoria y la energía.

Problemas cardíacos

También ha demostrado ser eficaz para los problemas cardíacos causadas o agravadas por el estrés.

Su acción para estas condiciones es en su capacidad para disminuir la cantidad de catecolaminas y corticosteroides liberados por las glándulas suprarrenales durante el estrés. Regula los latidos del corazón y contrarresta las arritmias cardíacas.

Cáncer

Se ha demostrado que aumenta la actividad antitumoral.

De acuerdo con la información de los investigadores rusos se ha encontrado que la administración oral de Rhodiola inhibía los crecimientos tumorales en ratas en un 39 % y disminuía la metástasis en un 50 %. En otros experimentos con diferentes tipos de cáncer, incluyendo los adenocarcinomas, el uso de extractos de *Rhodiola rosea* dio como resultado un aumento de la tasa de supervivencia significativa.

Sistema inmunológico

Estimula y protege el sistema inmunológico mediante el restablecimiento de la homeostasis (equilibrio metabólico) en el cuerpo.

También aumenta las células asesinas naturales (NK) en el estómago y el bazo. Esta acción puede ser debido a su capacidad para normalizar las hormonas mediante la modulación de la liberación de glucocorticoides en el cuerpo.

Depresión

En estudios con animales, parece mejorar el transporte de precursores de la serotonina, triptófano, y 5-hidroxitriptófano en el cerebro. Ha sido utilizada por sí sola o en combinación con medicamentos antidepresivos rusos para aumentar el estado mental.

Otros beneficios

Muchos otros beneficios derivados del uso de Rhodiola se han encontrado, incluida su capacidad para mejorar la audición, para regular los niveles de azúcar en sangre para los diabéticos y proteger al hígado de las toxinas ambientales.

Se ha demostrado que activa los procesos lipolíticos (descomposición de las grasas) y moviliza los lípidos a partir del tejido adiposo contribuyendo a la reducción de peso.

También puede mejorar clínicamente la función tiroidea sin causar hipertiroidismo, mejorar la función de la glándula timo y proteger o retrasar la involución que se produce con el envejecimiento.

Puede mejorar las reservas de la glándula suprarrenal sin causar hipertrofia.

A lo largo de los años se ha demostrado que mejora sustancialmente la disfunción eréctil y/o la eyaculación precoz en los hombres y normaliza el líquido prostático.

En resumen

Es útil en: Amenorrea, astenia, cáncer, problemas cardíacos, resfriados y gripe, debilidad (síntomas de astenia), depresión; mejora la tiroides y la función de la glándula del timo y el sistema inmune, fatiga, dolores de cabeza, hipertensión, mejora la audición y la función sexual.

Mejora el aumento de la capacidad de atención, el rendimiento mental, el estado de alerta y la memoria, la capacidad de ejercicio físico, la fuerza y la movilidad.

El insomnio, el mantenimiento de los niveles de energía, la eyaculación precoz, la prevención del daño cardíaco inducido por el estrés, protege el hígado de las toxinas ambientales, la recuperación muscular es más rápida, regula los niveles de azúcar en la sangre para los diabéticos, SAD (trastorno de los afectos estacionales), esquizofrenia, disfunción sexual (hombres), estrés, erecciones débiles.

Efectos secundarios:

Tiene pocos efectos secundarios, sin embargo, algunas personas han manifestado un aumento de la presión arterial.

Puede diluir la sangre, por lo que hay que dejarla de utilizar antes de la cirugía y consultar al médico si se está tomando medicamentos anticoagulantes como Coumadin (warfarina) o suplementos como la vitamina E.

Salvia (para mujeres)
Salvia officinalis

Partes utilizadas
Se emplean las hojas recogidas antes de la floración, aunque hay quien recomienda después.

Composición
Flavonoides, tuyona, polifenoles, ácido cafeico y ursólico. Vitaminas y sales minerales, además de estrógenos y asparragina.

Usos medicinales
Es estrogénica, antisudoral y eupéptica. Corrige el exceso de sudación, mejora la falta de apetito, el cansancio y la atonía gástrica, es colagoga, antiasmática y emenagoga.

Empleada preferentemente por la mujer es una planta que mejora una gran cantidad de funciones femeninas, especialmente las relativas a glándulas endocrinas y genitales.

El aporte de estrógenos la convierte en la planta de elección en la menopausia y la esterilidad. En uso externo es un eficaz agente para suavizar la piel y eliminar las arrugas, y para lavados vaginales.

Otros usos
Antiguamente se decía que donde crecía la salvia había salud y de ahí su nombre. Ciertamente, es una planta muy equilibradora del organismo. La esencia, por su contenido en tuyona, implica que sea recomendada solamente por un experto.

Toxicidad
No tiene toxicidad, pero no emplear en el embarazo o la lactancia por su contenido en hormonas.

Uña de gato
Uncaria tomentosa

Composición
Isopteropodina, taninos catéquicos, polifenoles, mitrafilina, hirsutina e isopteropodina-aloisomérica.

Usos medicinales
Inflamaciones en general, artritis reumatoide, cistitis, úlceras gástricas. Infecciones víricas, enfermedades autoinmunes. Se le reconocen, especialmente, importantes acciones sobre el sistema inmunitario y en el aumento de los leucocitos.

Los últimos estudios demuestran efectos benéficos en la mitosis celular y retrasa o impide la implantación de células tumorales.

Otros usos
Cáncer, especialmente en presencia o riesgo de metástasis. Herpes, envejecimiento. Se han encontrado efectos intensos en la mejora del Alzheimer, especialmente unida al Ginkgo Biloba y al romero.

Toxicidad
Puede ocasionar trastornos digestivos. No emplear durante el embarazo o la lactancia por la presencia de alcaloides.

Sustancias para el sistema articular

Complejo glucosamina, condroitina, MSM

Esta combinación popular de sulfatos de glucosamina y condroitina, además de MSM, ayuda a mantener las articulaciones saludables y flexibles, nutriendo al cartílago y los tejidos que amortiguan los huesos. También ayuda a producir una respuesta antiinflamatoria, produciendo flexibilidad y comodidad en las articulaciones. Es la combinación más popular en la actualidad para la salud de las articulaciones, con dos nutrientes naturales.

Glucosamina

La glucosamina (sulfato de glucosamina) es uno de los tres principales componentes estructurales que se encuentran en los productos más populares que ofrecen respaldo a las articulaciones y es el suplemento ideal para la salud de las articulaciones y los cartílagos. Funciona como lubricante a fin de aportar soporte nutricional a las articulaciones sanas para mayor comodidad de movimiento, sirviendo igualmente para ayudar a la movilidad y la flexibilidad, al mejorar la amplitud de movimiento.

Es un componente estructural clave en los cartílagos, que nutre y revitaliza los componentes celulares en el interior de las articulaciones.

Se extrae del caparazón de los camarones, la langosta y el cangrejo, como también de fuentes no animales.

Un estudio clínico demostró que las personas que tomaron sulfato de glucosamina después de dos semanas mejoraron significativamente la salud general de las articulaciones. Además, tuvieron calificaciones más altas en la escala de salud y en una escala libre de movilidad.

Otro estudio de tres años sobre los efectos del sulfato de glucosamina (212 sujetos que tomaron 1.500 mg por día) demostró que el sulfato de glucosamina mantuvo los cartílagos de las rodillas saludables. Además, la glucosamina mejoró significativamente la salud de las articulaciones y la amplitud de movilidad comparada con el placebo.

Beneficios
- Ideal para la salud de las articulaciones y los cartílagos.
- Nutre y revitaliza los componentes celulares del interior de las articulaciones.
- Funciona como lubricante para mejorar la salud de las articulaciones.
- Contribuye a la movilidad y la flexibilidad al estimular una mayor amplitud de movimientos.

Condroitina

La condroitina (sulfato de condroitina) pertenece a una clase de moléculas muy grandes llamadas «glucosaminoglicanos», los componentes estructurales clave en la formación del cartílago.

El sulfato de condroitina se fabrica a partir de fuentes naturales, tales como el cartílago de bovinos y tiburón. En los humanos, el sulfato de condroitina es uno de los constituyentes principales del cartílago y brinda soporte estructural para los cartílagos y las articulaciones.

Un estudio de seis meses controlado por placebo que evaluó los efectos de 800 mg de sulfato de condroitina sobre las articulaciones de la rodilla demostró una diferencia significativa desde el punto de vista estadístico, y favoreció al sulfato de condroitina en todos los parámetros evaluados, incluyendo la salud de las articulaciones y el tiempo de caminata.

Otro estudio controlado por placebo demostró que los sujetos que consumieron 1 g por día de sulfato de condroitina mejoraron considerablemente la salud de las articulaciones en general cuando fue comparado con el placebo.

Beneficios
- Brinda respaldo estructural para los cartílagos y las articulaciones.
- Lubrica y suaviza las articulaciones.
- Mejora la movilidad y flexibilidad de los movimientos de las articulaciones.

MSM (también llamado metilsulfonilmetano)

El metilsulfonilmetano, o MSM, es una fuente natural de azufre, un mineral que es esencial para la formación del colágeno, del tejido conectivo, y de los cartílagos de las articulaciones saludables.

El MSM, que contribuye de manera importante al mantenimiento de las articulaciones y los cartílagos, suministra ingredientes vitales que ayudan a los componentes celulares en sus articulaciones. Además de sus efectos beneficiosos en las articulaciones, el MSM puede funcionar como antioxidante tanto en los componentes solubles en grasa como solubles en agua del cuerpo.

Beneficios

* Es vital en la formación del colágeno, del tejido conectivo y de los cartílagos de las articulaciones.
* Ayuda a los componentes celulares de las articulaciones.

NOTA: Las combinaciones de glucosamina, condroitina y MSM cuando son usadas en las dosis apropiadas pueden ser parte de un programa para mantener las articulaciones saludables.

Ácido hialurónico

El ácido hialurónico se encuentra en los tejidos conectivos del organismo, incluyendo los ligamentos y los tendones, donde funciona de manera natural como lubricante. Se trata de un componente natural del líquido sinovial dentro del tejido conectivo y su función natural es ayudar a mantener el líquido entre sus articulaciones, suministrando la amortiguación y lubricación necesarias para facilitar el movimiento.

El ácido hialurónico (HA) es un componente del espacio intercelular especialmente concentrado en el líquido sinovial que lubrifica las articulaciones, en el cartílago, en las válvulas cardíacas, en los fluidos de la oreja interna, en la dermis, en la epidermis y en los ojos. La mayoría de estos tejidos ejercen de hidratantes celulares y de separadores de entorno.

El HA constituye una matriz extracelular que permite lubricar, absorber los choques, transportar los nutrientes en las células y eliminar los desechos. La estructura única y la gran talla de los polímeros del HA lo hacen ideal para ejercer estas funciones.

Con el paso de los años, el organismo fabrica cada vez menos HA y la toma de un suplemento podría tener importantes beneficios tanto en términos de longevidad como en calidad de vida. Un estudio llevado a cabo en 96 mujeres de entre 22 y 65 años mostró especialmente una mejoría espectacular de la hidratación, la suavidad y la firmeza de la piel, revelando así el inmenso potencial como agente cosmético interno. Otro estudio muestra que la toma continuada de HA ayuda a restaurar la movilidad de las articulaciones y a calmar los dolores asociados con la artrosis.

Sustancias para el sistema vascular

Ácidos grasos

Omega-3

Los ácidos grasos omega-3 más importantes, desde el punto de vista alimenticio, son el alfa-linolénico, el ácido eicosapentaenoico (EPA) y el ácido docosahexaenoico (DHA), estos dos últimos presentes en los pescados azules. Otro ácido graso igualmente considerado como esencial es un ácido linoleico, al que ahora preferimos definir como omega-6, que veremos más adelante.

Estos ácidos grasos se han clasificado como «esenciales» porque el cuerpo no puede fabricarlos con sus propios medios y porque desempeñan un papel fundamental en varias funciones fisiológicas. Consecuentemente, debemos estar seguros de que nuestra dieta contiene suficientes cantidades de ácido alfa-linolénico y de ácido linoleico.

Las fuentes dietéticas del ácido alfa-linolénico incluyen las nueces, los cañamones, la soja y algunas verduras de hojas color verde oscuro.

El ácido linoleico, por su parte, se encuentra en altas concentraciones en el aceite de maíz y de girasol. La mayoría de la gente consume una cantidad mucho más alta de ácido linoleico que de ácido alfa-linolénico, lo que tiene consecuencias importantes para la salud.

La razón es que el cuerpo convierte el ácido alfa-linolénico en dos grasas omega, el ácido eicosapentaenoico (EPA) y el ácido docosahexanoico (DHA), el primero que desempeña un papel en la prevención de las enfermedades cardiovasculares, mientras que el DHA es necesario para el desarrollo apropiado del cerebro y de los nervios.

Puesto que las membranas celulares se componen de grasa, su integridad y fluidez está determinada en gran parte por el tipo de grasa que comemos, pues no todas son saludables.

Las grasas saturadas o hidrogenadas producen membranas celulares muy rígidas y poco porosas, lo que altera la salud en general. Sin embargo, las dietas ricas en omega-3 producen membranas con un alto grado de fluidez y porosidad, permitiendo así el intercambio de nutrientes y oxígeno. Además, las pruebas de laboratorio sugieren que cuando los ácidos grasos omega-3 se incorporan en las membranas celulares ejercen una ayuda contra el cáncer, al reparar el ADN dañado.

Ciertos estudios publicados aseguran haber demostrado que realmente protegen contra el cáncer de mama y pueden revertir un proceso maligno recientemente iniciado.

Aunque todos los ácidos grasos dietéticos se incorporan en las membranas celulares, determinando así cómo una célula responde y crece, los ácidos grasos omega-3 afectan al crecimiento de las células activando una enzima llamada «sphingomyelinase».

Ésta genera la producción de ceramida, un compuesto que induce la expresión del gen humano p21 supresor del tumor, causando en última instancia la muerte de las células cancerosas.

En experiencias con animales alimentados con dietas ricas en aceite de maíz y aceites de pescado (conteniendo, por tanto, omega-3 y omega-6), se comprobó que al cabo de tres semanas de tratamiento el volumen y peso del tumor eran significativamente más bajos en ratones que ingirieron mayor cantidad de omega-3.

Aplicaciones resumidas

Los ácidos grasos omega-3 pueden desempeñar un papel en la prevención y/o el tratamiento de las siguientes enfermedades:

- Enfermedad de Alzheimer
- Asma
- Déficit de atención o hiperactividad
- Desorden bipolar
- Cáncer
- Enfermedades cardiovasculares
- Depresión
- Diabetes
- Eczema
- Tensión arterial alta
- Enfermedad de Huntington
- Lupus
- Dolores de cabeza
- Esclerosis múltiple
- Obesidad
- Osteoartritis
- Osteoporosis
- Psoriasis
- Artritis reumatoide

Omega-6

Se trata de ácidos grasos poliinsaturados que se encuentran preferentemente en los aceites de maíz y pepita de uva. Internamente, su consumo baja el nivel del colesterol total y del colesterol LDL (colesterol malo), pero también baja el nivel de colesterol HDL (colesterol bueno), por lo que necesita estar ajustado en relación al omega-3, que debería ser de 5:1 a 10:1.

Como el 10% de las calorías provenientes de estas grasas corresponde aproximadamente a 22 g de grasa poliinsaturada en una dieta de 2.000 kcal, entonces, 18 a 20 g debieran provenir de aceites vegetales ricos en omega-6 como el de maíz y al menos 2 a 3 g de la grasa ingerida al día debieran provenir de omega-3, preferentemente de origen marino o bien de aceites vegetales como la soja.

Nuestra dieta actual, sin embargo, posee un exceso de omega-6 y un déficit de los omega-3, ya que los omega-6 están también presentes en las mayonesas, productos elaborados y la mayoría de los aceites.

El ácido linoleico (18: 2), el ácido graso más corto de la cadena omega-6, es un ácido graso esencial. El ácido araquidónico (20: 4) es un ácido graso fisiológico significativo n-6 y es el precursor de las prostaglandinas y otras moléculas fisiológico activas. Cuando los niveles entre omega-6 y 3 están descompensados, aumenta la probabilidad de padecer ciertas enfermedades relacionadas con el metabolismo de las grasas.

Sus acciones son:
- Impiden la acción de los omega-3 (por desplazamiento), contrarrestando la acción de los n-3 a nivel cardiovascular.
- Favorecen la vasoconstricción (disminuyendo el flujo sanguíneo y aumentando la tensión arterial).
- Favorecen un buen aspecto de la piel.

Omega-9

Los ácidos grasos omega-9 son un tipo de ácido graso considerados esenciales con amplios efectos biológicos positivos para la salud, como el alivio de la inflamación relacionada con la artritis reumatoide y los síntomas del síndrome premenstrual. Los efectos biológicos del omega-9 son generalmente mediados por sus interacciones con los ácidos grasos omega y omega-6.

Los componentes esenciales de los omega-9 son:

- Ácido oleico, que es el componente principal del aceite de oliva y de otras grasas monosaturadas.
- Ácido erúcico, encontrado en la canola, las semillas de erísimo y las semillas de mostaza.

Lamentablemente, a diferencia de los ácidos grasos omega-3 y omega-6, los ácidos grasos omega-9 no se clasifican como ácidos grasos esenciales. Esto se debe a que pueden ser creados por el cuerpo humano a partir de grasas insaturadas por lo que no son esenciales en la dieta.

Este tipo de grasas monoinsaturadas desempeñan un papel importante porque ayudan a establecer los niveles de colesterol en sangre, refuerzan el sistema inmunológico y reducen la inflamación.

Otro dato sobre el omega-9: si su cuerpo no recibe la cantidad suficiente de los otros dos ácidos grasos antes mencionados —el 3 y el 6—, puede utilizar, a modo de sustituto, el 9. De cualquier modo, siempre busca equilibrar la ingesta de todos ellos.

Policosanol

El policosanol es una mezcla de alcoholes grasos, algunos derivados de las ceras de plantas como la caña y el ñame, así como la cera de abejas. El alcohol de mayor prevalencia en el policosanol es el octacosanol seguido por el triacontanol. El octacosanol y las sustancias relacionadas también se encuentran en el aceite de germen de trigo, los aceites vegetales, la alfalfa y diferentes productos animales.

La cera de las abejas contiene sustancias similares a aquellas encontradas en el policosanol. Sin embargo, las proporciones relativas de estos componentes son significativamente diferentes. De manera relativa los productos de cera de las abejas contienen poco octacosanol y un porcentaje alto de una sustancia llamada triacontanol. Esta diferencia en la composición química parece causar efectos medicinales significativamente diferentes.

Estudios publicados en Cuba sugieren que los productos de cera de las abejas podrían ser útiles para el tratamiento de úlceras, pero no para reducir el colesterol o tratar la claudicación intermitente.

Sin embargo, los fabricantes de los nuevos productos de cera de las abejas afirman que su extracto es diferente del tipo evaluado en esos estudios. Actualmente se encuentra en proceso un ensayo clínico doble ciego de este producto que podría resolver esta controversia.

El policosanol es tan eficaz como las estatinas para reducir el colesterol. Un estudio comparó la toma diaria de 5 mg de policosanol con la de simvastatina durante 8 semanas. El policosanol hizo bajar el colesterol LDL de un 21,1 y la estatina de un 26 %. Otro estudio comparativo mostró que 20 mg de policosanol eran tan eficaces como 100 mg de aspirina para reducir el aumento de las placas.

El policosanol disminuye el riesgo de trombosis, mejora la circulación de la sangre (que se ve reducida por las placas) hacia el cerebro y las extremidades, mejora el colesterol HDL y protege el colesterol LDL de la oxidación.

El policasanol también es eficaz contra los síntomas de claudicación intermitente, una molesta consecuencia de la arteriosclerosis, que reduce en un 50 %.

Mejora la capacidad aeróbica y quizás también la vida sexual de los pacientes cardiovasculares. Contrariamente a los medicamentos, carece de efectos secundarios.

Los estudios clínicos sobre el policosanol son muy numerosos y se realizan sobre más de 30.000 pacientes.

La eficacia del policosanol depende de su dosificación. Algunas personas tienen suficiente con 5 mg por día. Una dosis de 10 mg por día rebaja el LDL de un 20 a un 25 % al cabo de 6 o 8 semanas y una dosis de 20 mg de un 25 a un 30 %. El colesterol HDL aumenta simultáneamente de un 15 a un 25 %, lo que mejora el ratio LDL y HDL.

Sustancias contra el envejecimiento cerebral

DMAE

En tres experimentos, la droga DMAE prolongó la vida de animales de laboratorio en un 49,5 % cuando se les administró la medicación en el agua. La DMAE (dimetiletanolamina o dimetilaminoetanol) es el precursor de la acetilcolina, un neurotransmisor. En estado natural se encuentra en pescados como la sardina o la anchoa.

La DMAE se ha vuelto popular como suplemento dietario y, en combinación con el Gingko biloba como tratamiento para mejorar la memoria.

Se ha comprobado también su eficacia en el tratamiento de alteraciones neurológicas ocasionadas por el envejecimiento y en la reducción en la acumulación de pigmentos asociada con la edad en neuronas, células musculares y células de la piel. Estudios en humanos han demostrado que la DMAE puede mejorar tanto el aprendizaje como la memoria y por ello es comúnmente utilizada como «droga inteligente».

Se ha empleado con éxito en el tratamiento de diferentes problemas cognitivos y perturbadores, incluidos la hiperactividad/déficit de atención (TDAH) y lagunas de memoria.

En animales, la ingestión de DMAE aumenta los niveles de colina en el cerebro, incrementando su capacidad para producir acetilcolina, lo que redunda en una mejora de la memoria.

En estudios realizados en niños que padecían TDAH, la DMAE tuvo efectos beneficiosos comparables a los obtenidos con Ritaline. Incrementó la capacidad de atención, la memorización a corto plazo y la capacidad de aprendizaje.

También se emplea como tratamiento interno para revertir el envejecimiento de la piel.

Vinpocetina

La vinpocetina posee efectos similares al medicamento Hydergina. Entre los beneficios clínicos observados se encuentran mejorías de mareos, migraña, déficits en la audición y visión, insomnio, inestabilidad de humor, vértigo, irritabilidad y nerviosismo. Mejora la circulación sanguínea en el cerebro y, consecuentemente, las funciones cognitivas y protege contra los accidentes cerebrovasculares.

La vinpocetina es un fármaco nootrópico que está relacionado con los alcaloides de la vinca minor, la planta vincapervinca. Químicamente es el etiléster del ácido apovincamínico.

La vinpocetina posee un efecto similar a la papaverina cuando llega a los receptores del músculo liso de los vasos sanguíneos y se sabe que actúa en elementos musculares del sistema circulatorio mejorando la circulación cerebral en virtud de la vasodilatación que ejerce a ese nivel. Una de sus acciones es mejorar el aprovechamiento del oxígeno y la glucosa a nivel cerebral y ayuda a evitar la deformación de los eritrocitos. También inhibe la agregación plaquetaria.

Estudios efectuados en humanos han demostrado que con la administración de la vinpocetina el gasto cardíaco y la presión arterial permanecen sin cambio, en tanto que la resistencia cerebrovascular disminuye de manera importante y la fracción cerebral del gasto cardíaco se eleva marcadamente.

La dosis del fármaco debe individualizarse, sobre todo si se utilizan tranquilizantes u otros vasodilatadores, dado que puede ocurrir hipotensión de grado variable según el peso y la altura del paciente.

La vincamina se introdujo en la práctica clínica hace unos veinte años en Hungría para el tratamiento de los trastornos cerebrovasculares y síntomas relacionados. Desde entonces, su ingrediente activo, la vinpocetina, se ha convertido en un compuesto de referencia en la investigación farmacológica del déficit cognitivo causado por la hipoxia y la isquemia, así como en las investigaciones celulares y bioquímicos relacionados con los nucleótidos cíclicos.

Los primeros experimentos con vinpocetina señalan cinco principales acciones farmacológicas y bioquímicas:

1. La mejora selectiva de la circulación cerebral y la utilización de oxígeno sin alteración significativa de otros parámetros de la circulación sistémica.
2. Una mayor tolerancia del cerebro a la hipoxia y la isquemia.
3. Actividad anticonvulsivante.
4. Efecto inhibitorio sobre la enzima fosfodiesterasa (PDE).
5. Mejora en la inhibición de la agregación de trombocitos.

Estudios realizados en varios laboratorios confirmaron los efectos anteriores y han demostrado claramente que es eficaz y significativa tanto en la neuroprotección *in vitro* como *in vivo*.

La vinpocetina tiene acción inhibitoria sobre la enzima fosfodiesterasa y evita la captación de adenosina por los eritrocitos.

Se ha encontrado en estudios que en el hombre, el 60 % del fármaco administrado por vía oral llega a la circulación sistémica con una vida media en el suero de 6 horas.

Toxicidad

En algunas personas puede presentarse una disminución moderada de la presión sanguínea, taquicardia y extrasístoles. También pueden aparecer náuseas en algunas personas. Un efecto molesto esperado es la prolongación del tiempo de excitabilidad ventricular.

Fosfatidilserina

La fosfatidilserina (abreviado DPT-L-Ser o PS) es un compuesto de fosfolípidos que se encuentra en el interior de las membranas celulares gracias a una enzima denominada flipasa.

El factor más importante está en contribuir en reparar el daño de la membrana celular en edades avanzadas debido a distintos factores como son los metales pesados, radicales libres (humo, abuso de alcohol y contaminantes), estrés y deficiencias nutricionales.

De hecho, en estudios recientes, se ha encontrado que la fosfatidilserina puede ayudar a mejorar la memoria y las capacidades cognitivas, especialmente entre las personas de mayor edad.

La PS aumenta el metabolismo de la glucosa en el cerebro y el número de receptores de los neurotransmisores, lo que explica el hecho de que los efectos potenciadores de la memoria de la fosfatidilserina se mantengan durante unos 3 meses después de tomarla.

Los estudios clínicos suponen que la PS puede apoyar ciertas funciones del cerebro que suelen debilitarse con el envejecimiento. Dieciséis de los 25 estudios realizados sobre seres humanos han demostrado los beneficios siguientes:

• Mejora de los trastornos de memoria debidos a la edad.
• Mejora de las funciones cognitivas.
• Regulación del humor.
• Mejora de las capacidades de aprendizaje.
• Tiene propiedades neuroprotectoras y antioxidantes.

Según un informe publicado en mayo de 2003 por la FDA de Estados Unidos, el consumo de fosfatidilserina puede reducir el riesgo de disfunción cognitiva en los ancianos.

También ha demostrado que acelera la recuperación en los atletas, previene el dolor muscular, mejora el bienestar, y puede poseer propiedades ergogénicas en atletas que practican el ciclismo, pesas y carreras de resistencia. Pudiera ser eficaz para combatir el estrés a causa de un aumento del cortisol endógeno, generando un equilibrio hormonal y disminuyendo el deterioro fisiológico que acompaña el sobreentrenamiento y/o estiramiento. En estudios recientes, la PS ha demostrado que mejora el estado de ánimo de las personas, y puede mitigar las enfermedades que cursan con hiperactividad o trastorno de la atención.

Hay numerosas confirmaciones químicas del estudio de la fosfatidilserina (PS) que indican que a través de la acción de las membranas celulares la PS interviene en numerosas funciones indispensables de las neuronas:

- Proceso homeostático indispensable para la supervivencia.
- Proceso de mantenimiento, que contribuye a la renovación y reparación de la red neuronal.

La PS está presente en todo tipo de células del organismo, y gran parte de su actividad está a nivel de las células nerviosas y también participa en el proceso inmunitario que facilita el reciclaje de las células viejas.

La PS incrementa el metabolismo de la glucosa en el cerebro.

La PS esta químicamente relacionada con otros fosfolípidos, como son la fosfatidilcolina, la fosfatidiletanolamina y el fosfatidilinositol. Estos fosfolípidos desempeñan un papel vital como componentes estructurales de las membranas celulares y como detergentes biológicos.

Un importante nutriente cerebral como es la PS puede evitar la disminución de la habilidad cognitiva, relacionada con la edad. La PS puede mejorar:

- La memoria
- El aprendizaje
- La concentración
- El estado anímico

Especialmente en individuos con demencias o disminución de las funciones cerebrales asociadas con el envejecimiento.

Ginkgo biloba

Partes utilizadas
Se emplean las hojas.

Composición
Antocianinas, flavonoides y ginkgólidos.

Usos medicinales
Excelente venotónico en varices y hemorroides. Mejora la circulación cerebral, la insuficiencia circulatoria y la fragilidad capilar, siendo especialmente importante en ancianos.

Se comporta como un poderoso antioxidante, aumentando la cantidad de oxígeno disponible para el cerebro, al mismo tiempo que evita la coagulación excesiva de la sangre. Se cree que el Ginkgo también puede ayudar a mejorar la transmisión de información en las células cerebrales, el tiempo de reacción en pruebas de memoria, siendo especialmente eficaz en los pacientes con Alzheimer.

Otros usos
Eficaz afrodisíaco por un aumento del volumen sanguíneo en los cuerpos cavernosos del pene, ejerciendo también como un moderado antidepresivo.

Toxicidad
No tiene toxicidad.

Melatonina

La melatonina es una hormona producida por la glándula pineal, localizada en el cerebro. La secreción de melatonina ocurre durante la noche en reacción a la oscuridad, alcanzando un nivel máximo a media noche, y disminuye en la mañana. La síntesis y la puesta en circulación de la melatonina son inhibidos por la luz al tratarse de una hormona del ritmo circadiano.

La producción de melatonina disminuye con la edad y, aunque los niveles son abundantes en los niños, disminuyen con la pubertad y declinan regularmente; más de 90 %, hasta los 70 años de edad.

La administración de melatonina a partir de los 40 años es un procedimiento de elección para frenar el deterioro que se produce con el envejecimiento y también algunas patologías degenerativas asociadas a la edad. Hoy día sabemos que el déficit de melatonina que aparece con la edad es una de las causas de los signos clínicos del estrés oxidativo y nitrosativo. La melatonina depura los radicales libres de oxígeno y frena la producción de NO, por lo que tiene actividad antiinflamatoria y antioxidante.

Se ha comprobado que la melatonina que produce la glándula pineal, situada en el centro del cerebro, depura los radicales libres de oxígeno y frena la producción excesiva de óxido nítrico, una doble actividad antioxidante y antiinflamatoria que protege del envejecimiento. Pero cuando su producción decae –en un 25 % a partir de los 40 años–, comienzan a aparecer los signos del estrés oxidativo y nitrosativo que se agudizarán cuanto mayor sea el déficit de esta hormona que regula el ciclo circadiano. Los restantes órganos del cuerpo también producen melatonina, aunque con una función bien distinta, que no es otra que la de mecanismo de defensa contra cualquier tipo de toxicidad.

Es una hormona sintetizada en los mamíferos a partir de la serotonina, principalmente (pero no exclusivamente) en la glándula pineal. La melatonina es un inductor natural del sueño. El hecho de que su producción disminuya dramáticamente con la edad puede explicar muchas de las alteraciones del sueño padecidas por los ancianos.

La melatonina es un poderoso antioxidante, activo tanto en fase lipídica como acuosa. La concentración de melatonina es particularmente alta en la mitocondria y el núcleo celular y puede atravesar la barrera hematoencefálica.

En células cancerosas la melatonina disminuye su proliferación y capacidad metastizante.

Otras acciones son su potencial antihipertensivo, su utilidad para tratar el *jet lag,* su empleo en quemados y en el glaucoma y la degeneración macular, entre muchas otras.

Investigaciones

En estudios efectuados en ratones con senescencia acelerada, los resultados demostraron que en aquellos animales tratados con melatonina se observó una reducción relevante de patologías asociadas con la edad.

Mientras que los ratones placebo eran incapaces de aprender nada nuevo a los diez meses, los tratados con melatonina seguían como en etapas anteriores y ni siquiera tenían apariencia de ratones viejos.

Otra investigación demostró que la melatonina aumenta la longevidad en dos modelos de ratón, uno de ellos con senescencia acelerada, ya que los animales tratados lograron vivir tres meses más. Aunque en los humanos es más importante tener calidad de vida durante el envejecimiento que prolongarla, se ha comprobado que con melatonina se lograban ambos factores.

Aplicaciones

Contra el insomnio: El suplemento de melatonina es el mejor y más seguro de los inductores de sueño disponibles, haciendo efecto en una hora en el 90 % de las personas. El sueño facilitado por la melatonina es natural, y de una mejor calidad que el sueño inducido por somníferos. Aquellos que usan el suplemento de melatonina despiertan siempre descansados.

Jet lag: Se ha determinado que la melatonina es una ayuda para librarse de los efectos causados por viajes en aviones y cambios de hora, así como también los efectos causados por el trabajo nocturno.

Antioxidante, antienvejecimiento: La melatonina también influye positivamente en el sistema reproductivo, cardiovascular y neurológico. Es un antioxidante que protege cada parte de la célula y cada célula del organismo, incluyendo las neuronas. La oxidación es también un factor principal del proceso de la vejez. De hecho, la melatonina puede ser el producto más eficaz de salud preventiva.

Bacopa monnieri

La Bacopa es una hierba que se usa para la memoria y la mejora cognitiva. Muchas fórmulas mentales incluyen este extracto herbal combinada con otras hierbas y nutrientes utilizados para la memoria y mejorar las funciones de la mente.

Los beneficios del incremento de la actividad mental se notan a menudo en unas pocas horas o unos pocos días, dependiendo de la dosis utilizada y lo sensible que sea la persona a las hierbas.

Composición
Contiene muchos compuestos incluyendo bacopasaponinas y componentes menores como saponinas triterpenoides y glucósidos jujubogenin.

Dosis
Los adultos pueden utilizar aproximadamente una dosis de Bacopa hierba de entre 200 a 500 mg un par de veces a la semana.

Acción farmacológica
Muchos estudios han demostrado que la hierba tenía un efecto beneficioso sobre la mente y la memoria. Los efectos de un extracto estandarizado de Bacopa monnieri en el rendimiento cognitivo, la ansiedad y la depresión en las personas mayores fueran evaluados mediante un estudio doble ciego, controlado con placebo.

La concentración, la orientación y la memoria mejoraron en todos los casos. También disminuyó la ansiedad, la depresión y la frecuencia cardíaca, encontrándose pocos efectos secundarios, principalmente malestar estomacal. Este estudio proporciona evidencia adicional de que el extracto de Bacopa monnieri tiene potencial para mejorar de forma segura el rendimiento cognitivo en el envejecimiento.

El modo de acción de los efectos protectores de células cerebrales se debe a los antioxidantes que inhiben el estrés oxidativo neuronal y las actividades inhibidoras de la acetilcolinesterasa. El tratamiento de pacientes con extracto de Bacopa puede ser una manera de tratar los trastornos neurodegenerativos relacionados con el estrés oxidativo, así como tal vez la enfermedad de Alzheimer.

Estudios

Mejora de la cognición y posee efectos neuroprotectores en la enfermedad de Alzheimer.

El Departamento de Fisiología (Programa de Neurociencia) y la Escuela de Graduados de la Facultad de Medicina de la Universidad de Khon Kaen, Tailandia, demostraron que el extracto de Bacopa monnieri mitiga la reducción de las neuronas y las densidades de las neuronas colinérgicas. Estos hallazgos sugieren que se trata de un potenciador cognitivo y neuroprotector contra la enfermedad de Alzheimer.

Otros

Factores de transferencia

Son moléculas que se extraen del calostro y que proporcionan inteligencia al sistema inmunológico, aumentando su eficacia.

Los factores de transferencia son un sistema de mensajería inmunológica sumamente efectivo formado por pequeñas cadenas péptidas compuestas por 44 aminoácidos. Fueron diseñados por la naturaleza para transferir importante información de inmunidad.

Hasta ahora se les considera atóxicos, y no se contraponen a ningún tipo de fármaco o antibiótico.

La comunidad científica lo ha llamado el descubrimiento del siglo XXI, equiparado a la penicilina y a las vacunas. Es el único producto que sin ser fármaco figura en el libro de referencias médicas más consultado en Estados Unidos (PDR), lo mismo que es minuciosamente verificado por la FDA.

Descubrimiento

En 1949 el Dr. H Sherwood Lawrence descubrió que una respuesta inmune mejorada puede ser transferida de un individuo a otro, siempre que el donante se hubiera recuperado de la enfermedad específica y el receptor no la hubiera padecido. El Dr. Lawrence denominó a esta sustancia factores de transferencia.

El calostro

Es la primera leche que una madre produce inmediatamente después de dar a luz.

Aquellos animales que no reciben este líquido inicial suelen desarrollarse más débiles, ser propensos a infecciones y con frecuencia mueren. La causa generalmente es que son afectados por bacterias comunes. Las investigaciones establecieron que la madre estaba suministrando factores de transferencia a su prole a través del calostro.

Los factores de transferencia no son específicos, lo que significa que pueden transferir inmunidad a los humanos aunque provengan de una especie diferente. Las vacas tienen sistemas inmunológicos importantes, lo que les permite sobrevivir bajo condiciones sumamente antihigiénicas. Estos sistemas inmunológicos producen formas potentes de factores de transferencia.

Acción

Los factores de transferencia están formados de 3 fracciones separadas que equilibran el sistema inmunológico para que produzcan una respuesta más eficaz. Estas tres fracciones son el inductor, el antígeno específico y el supresor:

- La fracción de inductor proporciona un entrenamiento básico para activar al sistema inmunológico.
- La fracción del antígeno específico ayuda a identificar características importantes del enemigo infeccioso.
- La fracción del supresor es capaz de reconocer al invasor y ayudar al sistema inmunológico y devolverlo a la normalidad si está hiperexcitado o caótico.

A diferencia de la mayoría de los suplementos para el sistema inmunológico que solamente proporcionan bloques de transferencia, también proporciona inteligencia inmunológica. Son la información y la educación las que ayudan a enfocar el sistema inmunológico manteniéndolo activo y eficaz.

Diferencia entre calostro y los factores de transferencia

A diferencia del calostro, el factor de transferencia contiene una cantidad concentrada de principios activos.

A través de un proceso, los factores de transferencia son separados de otros componentes encontrados en esta «primera leche», lo que les permite sobrevivir a la digestión y ser fácilmente absorbidos. El calostro, aunque proporciona anticuerpos y proteínas, no suele tener una adecuada disponibilidad para los seres humanos.

Usos medicinales

En 1980 la administración de alimentos y medicamentos norteamericana (FDA) aprobó el uso del calostro bovino y en 1985 el del factor de transferencia bovino para uso humano. Durante todo el tiempo que se ha usado, no ha habido ningún informe de reacciones adversas, incluso cuando fue clínicamente administrado en exceso o cuando se administraron dosis normales durante muchos años.

Tras los 50 años desde el trabajo pionero del Dr. Lawrence, se han celebrado once conferencias internacionales y se han gastado alrededor de 40 millones de dólares en investigaciones científicas, dando lugar a más de 3.000 artículos científicos que documentan los resultados.

Sus usos se recomiendan en:

- Cuando se necesite un aumento de inmunidad en pacientes inmunodeprimidos.
- Cuando el sistema inmunitario esté caótico, tal y como ocurre en las enfermedades autoinmunes.
- Cuando el sistema inmunitario reaccione incorrectamente, como ocurre con las alergias.

CUARTA PARTE

CAPÍTULO 1

Alimentación de longevidad

Hay una regla de oro cuando hablamos de alimentación saludable enfocada a lograr la mayor longevidad posible: una dieta hipocalórica. Sin ella, ni siquiera una alimentación con productos biológicos nos puede asegurar la ausencia de enfermedades, ni tampoco llegar a centenarios.

La excesiva cantidad de calorías diarias que ingerimos, entre 2.500 y 3.500 sobrepasan con mucho las necesidades actuales del ser humano y corresponden a épocas muy lejanas en el pasado.

Apenas si necesitamos ahora un régimen calórico superior a las 2.000 calorías, estando la cifra correcta entre 1.500 y 1.800 Kcal. Por encima de esta cifra la excesiva producción de calor procedente del metabolismo energético consume prematuramente nuestras células, agotándolas en poco más de 80 años de vida. Además, y esto es importante recordarlo, la alimentación excesiva consume parte de las energías disponibles para el proceso de la digestión y el metabolismo, privando a otras partes corporales del necesario oxígeno y energía.

Las grasas, por ser elementos cuya digestión es más lenta y dificultosa, consumen mayor cantidad de energía, superior a los demás nutrientes.

La razón de que ahora las grasas ocupen un lugar predominante en nuestra alimentación se basa en esa cifra histórica que sostiene que nuestra alimentación tiene que estar compuesta de un 60 % de carbohidratos, un 30 % de grasas y un 10 % de proteínas. Esta proporción indudablemente sería cierta hace 500 años, cuando los seres humanos padecíamos con frecuencia hambrunas, el clima era mucho más frío y las mujeres parían con más frecuencia que ahora. En estos casos el cuerpo humano necesitaba tener zonas corporales con reserva energética. Ahora la situación ha cambiado, al menos en la mayoría de los países, y un sistema nervioso espoleado nos obliga a disponer de otro tipo de alimentación.

Las proteínas deben ocupar el lugar que antes tenían las grasas, al mismo tiempo que se necesita energía inmediata procedente de los hidratos de carbono que serán utilizados, a su vez, para el metabolismo de las proteínas. La insistencia en seguir considerando que necesitamos un 30 % de grasas ha ocasionado la gran tasa de enfermedades cardiovasculares que padecemos, además de obesidad, diabetes, hepatopatías e insuficiencia renal.

He aquí una lista de alimentos de especial interés.

Albaricoque

Fruto del albaricoquero, el cual procede de China, ha sido el fruto más renombrado desde aquella famosa novela *Horizontes perdidos,* en la cual se narraba la longevidad tan extraordinaria de los habitantes del Sangri-la, consumidores asiduos del albaricoque.

De forma casi redonda y piel aterciopelada, el albaricoque posee una carne sabrosa, poco ácida, y en cuyo interior se encuentra una nuez de sabor un poco amargo, pero de grandes propiedades curativas. A pesar de tener fama de indigesto, si se come bien maduro y se mastica correctamente no existen problemas.

Es muy rico en vitamina A y B-15 y 100 g proporcionan la mitad de los requerimientos diarios, aportando potasio y hierro, pudiéndose por tanto consumir para curar anemias rebeldes, siendo sus efectos comparables al hígado de ternera. También es útil para los enfermos del estómago e intestinos, salvo que padezcan fenómenos dispépticos, es útil asimismo para curar diarreas. En estado seco, junto a su piel (orejón), es adecuado para el estreñimiento.

Es una fruta recomendada en niños que padezcan raquitismo o problemas en el crecimiento, lo mismo que para combatir momentos de decaimiento, falta de apetito, insomnio y algunos estados depresivos.

Localmente son muy apreciadas sus propiedades como mascarilla facial de rejuvenecimiento.

Dátil

Es una de las frutas más completas en cuanto a cualidades nutritivas y con la cual se alimentan ciertas tribus nómadas durante largos períodos. Fruto del datilero o palmera datilera, este árbol crece en zonas desérticas de África y Asia, alcanzando en algunas zonas, como Argelia, Túnez y Egipto, cultivos enormes que son distribuidos posteriormente a todo el mundo.

Extraordinariamente rico en hidratos de carbono complejos, y por tanto directamente asimilables, es un alimento calórico por excelencia (255 calorías y un total de 60 g de carbohidratos), así como muy rico en fibras (2,7 mg.) La escasa cantidad de grasas (0,4) así como de proteínas (1,4), le convierten en un alimento especialmente energético, indicado para deportistas o personas debilitadas. Su valor nutritivo aumenta cuando se consume seco o semiseco, variedad ésta que es la más habitual en el comercio.

Entre sus propiedades curativas están la de ser un buen mucolítico en los trastornos de aparato respiratorio y también un regulador del peristaltismo intestinal, gracias a su efecto laxante.

Miel

Existen referencias históricas de esta sustancia. Además de las citas bíblicas, muchos otros pueblos, como los antiguos egipcios o los griegos, por ejemplo, se referían a la miel como un producto sagrado, llegando a servir como forma de pagar los impuestos. En excavaciones egipcias con más de 3.000 años fueron encontradas muestras de miel perfectamente conservadas en vasijas ligeramente tapadas. También existen registros prehistóricos en pinturas rupestres de la utilización de la miel.

Son conocidas diversas variedades de miel que dependen de la flor utilizada como fuente de néctar y del tipo de abeja que la produjo, pero como éstas la fabrican en cantidad cerca de tres veces superior de lo que necesitan para sobrevivir, siempre fue posible, primeramente, recoger el exceso de ésta para el ser humano y más tarde realizarse la domesticación de las abejas para el fin específico de obtener su miel, técnica conocida como apicultura.

La miel tiene muchas propiedades terapéuticas y se puede usar externamente debido a sus propiedades antimicrobianas y antisépticas, ayudando a cicatrizar y a prevenir infecciones en heridas o quemaduras superficiales. También es utilizada en cosmética (cremas, mascarillas de limpieza facial, tónicos, etcétera) debido a sus cualidades astringentes y suavizantes.

Por su contenido en azúcares simples, de asimilación rápida, la miel es altamente calórica (cerca de 3,4 kcal/g), por lo que es útil como fuente de energía. En épocas de penuria, muy probablemente se trate de uno de los alimentos más adecuados para garantizar la supervivencia, incluso como única opción.

Contiene, entre otros nutrientes: 20 % de agua, carbohidratos 80-82 % (glucosa, fructosa, sacarosa), 0,3 % de proteínas, además de ácidos orgánicos e inhibinas. Otros nutrientes son vitaminas B_1, B_2, B_6, B_{12}, C, K, ácido pantoténico, ácido fólico, bioflavonoides, potasio, calcio, cobre, hierro, fósforo, magnesio, manganeso, molibdeno, zinc, yodo, ácido glutámico, lisina, metionina y melatonina.

Piña

Su composición es rica en vitaminas, entre ellas la A (200 U.I.), la C (24 mg), la B_1 (0,09 mg) y la PP (0,31 mg). También es muy rica en sales minerales como calcio, hierro, fósforo, sodio, yodo, azufre, cloro y magnesio, todos en proporciones altas. Contiene cantidades importantes de sacarosa (12 %) y glucosa (3,5 %), así como ácido cítrico y málico.

Si todos estos elementos nutritivos ya la confieren categoría de buen alimento, el resto de sus componentes la hacen ser un excelente producto medicamentoso, especialmente en los trastornos digestivos.

Es la única fruta que contiene una enzima denominada ananasia, la cual actúa sobre los procesos digestivos disminuyendo su duración, aunque para ello es mejor consumirla antes de comenzar a comer. La ananasia tiene una fuerte propiedad proteolítica capaz de digerir los prótidos, sustituyendo con ventaja al ácido clorhídrico, lo que ha dado lugar a que se incorpore a numerosos productos farmacéuticos con el nombre de bromelina.

Propiedades curativas

Favorece el desarrollo óseo de los niños, mejora los procesos reumáticos y artrósicos, así como la gota, gracias a su efecto favorecedor en la eliminación del ácido úrico (para esto, hay que tomarla después de comer carne.) Blanquea los dientes en formación, estimula la función hepática y pancreática, fluidifica la mucosidad bronquial, y entona el estómago refrescándolo, cicatrizando y eliminando los fenómenos de putrefacción, ya que también restaura la flora intestinal. Mezclada con la remolacha, cura las afecciones de garganta y tomada en ayunas hace bajar de peso. También es muy recomendable utilizarla en zumo en caso de fiebres, decaimiento matutino, neurastenia e intoxicaciones en general. Otras aplicaciones igualmente interesantes se cifran en la curación de la amenorrea (carencia de menstruación), en el asma emocional y las hemorroides. Localmente se puede hacer una buena mascarilla de belleza.

La única contraindicación sería el exceso de acidez estomacal, pero aun así se puede tomar muy diluida en agua.

Soja

Contiene un 35 % de su peso en proteínas de un alto valor biológico, ácido linoleico, apenas un 4,5 % de grasas de las cuales la mayoría son insaturadas, 25 % de hidratos de carbono, vitaminas A, B y E, así como minerales. De su aceite se extrae la lecitina.

Las semillas contienen isoflavonas, especialmente daidzeína (53 %) y genisteína (18 %).

Propiedades

La mejor manera de consumirla es *germinada,* ya que así se duplican sus nutrientes, aunque también aumentan las purinas. Cocida aporta elementos nutritivos de primera calidad y puede ser consumida por la mayoría de las personas, incluidos los que padezcan cifras altas de colesterol.

El *tofu,* o queso de soja, es el resultado de cuajar la leche de soja, el cual proporciona una gran digestibilidad, muy pocas calorías y alto porcentaje de proteínas asimilables. Su producto base, la leche de soja, está muy indicado en personas alérgicas a la leche, la lactosa o que necesitan dietas bajas en grasas.

El *miso,* líquido conocido como «salsa de soja» que se prepara mediante la fermentación de soja molida y granos de trigo, genera una gran cantidad de aminoácidos esenciales, además de lecitina y cibicolina. Se le han encontrado propiedades contra las radiaciones y para alcalinizar la sangre. Su gran cantidad de microorganismos, lactobacilos esencialmente, hace que favorezca la digestión de los alimentos, especialmente las legumbres.

Otro producto muy popular, la **carne de soja,** obtenido mediante presión extrema de la masa de soja, es rico en proteínas de alta calidad, no tiene olor ni sabor, lo que permite a la industria incorporarle el sabor que se precise, siempre a partir de hierbas. Tiene bajo precio y es muy digestivo.

Las **semillas** se emplean, por su contenido estrogénico, en los síntomas posmenopáusicos y la osteoporosis, existiendo también estudios que demuestran un efecto benéfico en los afecciones tumorales hormonodependientes.

Uvas

Similar a la miel en cuanto a contenido en azúcares se refiere, la uva también ha sido considerada como alimento del dios Baco (Dionisio), a partir de la cual fabricó el vino y con este brebaje aseguró que quitaría las penas del mundo. También causó no pocas enfermedades, pero si evitamos su fermentación y tomamos este dulce alimento, incluso con su cáscara, tal cual nos lo ofrece la naturaleza, nos encontraremos casi con un alimento perfecto: equilibrado en nutrientes, en agua, suficientemente calórico y con propiedades antienvejecimiento. Hasta tal punto es así, que podría consumirse de forma exclusiva durante muchos días sin perjuicio para la salud.

La uva está compuesta por un 80 % de agua y aporta alrededor de 70 calorías por cada 100 g, es decir, su densidad calórica es baja, ya que aporta menos calorías en más volumen, lo cual contribuye a saciar y a moderar la ingesta de otros alimentos. Dentro de su composición existen ciertas sustancias que pueden brindar grandes beneficios a la salud como son los compuestos fenólicos: antocianinas, taninos y flavonoides, cuya función principal es antioxidantes.

Los últimos estudios han conferido a la uva propiedades anticancerígenas debido a su alto contenido en sustancias que inhiben los efectos de los radicales libres. Asimismo, el resveratrol y demás flavonoides son capaces de mejorar la circulación sanguínea al producir vasodilatación e impedir la agregación plaquetaria, lo cual previene la formación de trombos o coágulos en la sangre.

Entre los minerales contenidos en la uva se destacan el potasio y el magnesio, los cuales están ampliamente involucrados en la contracción muscular y son esenciales para el adecuado movimiento del cuerpo. Además, en menor cantidad poseen hierro y ácido fólico, esencial para prevenir estado anémicos y evitar alteraciones del tubo neural en bebés en gestación si se consume durante el embarazo.

Tienen también propiedades beneficiosas como diurética, depurativa, mejorando las funciones del hígado y los riñones. Son laxantes, aunque para ello hay que comerlas con la piel, y sus pepitas son ricas en un aceite esencial con propiedades para regular el colesterol, la arteriosclerosis y las enfermedades coronarias. También son útiles en la albuminuria, la insuficiencia hepática, la gota y las enfermedades de piel.

La cura de uvas, consistente en comer solamente uvas durante todo el día, es un buen sistema para bajar de peso y depurarse, especialmente recomendado en las enfermedades febriles debilitantes.

Esta cura tiene efectos rejuvenecedores en la piel.

Las **uvas pasas** poseen aumentadas todas las propiedades de las uvas ya que, además, se comen con la piel y las pepitas, por lo que son mucho más aconsejables. No obstante, dado que son un alimento muy concentrado, no hay que abusar de ellas. Su efecto laxante es más acusado.

El **aceite de pepitas** es el aceite que se extrae de las pepitas, esas diminutas semillas que casi todo el mundo tira y que molesta encontrar. Pero mediante un sistema de extracción en frío se consigue elaborar un aceite para uso directo, no adecuado para cocinar, que aporta una gran variedad de sustancias esenciales.

Contiene al menos un 57 % de ácidos grasos esenciales, la mayor proporción de todos los aceites vegetales, al mismo tiempo que aporta cantidades de vitamina E, provitamina A, provitamina D y lecitina. Tomado en ayunas reduce las tasas de colesterol, mejora la tersura de la piel, ayuda a controlar la obesidad y mejora las funciones biliares.

CAPÍTULO 2

Los dos elementos más necesarios de nuestra alimentación diaria

El agua, tan esencial como el aire.

Este elemento, el segundo en importancia para la vida, no es valorado lo suficientemente por las personas, ni en ocasiones por los médicos, pues con frecuencia es sustituido por zumos o caldos vegetales que, aunque igualmente saludables, no pueden aportar las virtudes imprescindibles que el agua posee.

La obsesión por perder peso es tal que numerosas personas suprimen el agua en un intento de quitarse los kilos que le sobran y para ello recurren no solamente a dejar de beberla en las comidas, sino a tomar diuréticos para eliminarla, saunas para sudar, fajas antitranspirantes para quitarse celulitis y otros errores.

Hay quienes aseguran que el agua en las comidas no es recomendable porque disuelve los ácidos de la digestión y que no es malo si la sustituimos por vino o leche. La realidad es que diluye los nutrientes, es decir, los separa físicamente y los prepara para su digestión, mientras que la fibra soluble hace el efecto contrario al volver el agua en una forma gelatinosa.

La clínica Mayo de Estados Unidos ha sido concluyente: beber agua en las comidas ayuda a hacer la digestión. Tampoco retiene líquidos, más bien ayuda al riñón a eliminarlos. Finalmente, no diluye los jugos gástricos ni baja el pH, mitos erróneos que mucha gente ha terminado por creer.

La preparación de los alimentos para la posterior absorción es un tema importante y una comida demasiado seca produce una sensación de pesadez incluso dolorosa, aunque un exceso de agua puede causar una sensación de plenitud, lo que serviría para comer menos.

También influye en el aprovechamiento de los nutrientes, que deben estar en un medio líquido para que puedan pasar por las vellosidades intestinales. El sistema digestivo es suficientemente largo y eficiente para aprovechar al máximo las posibilidades nutritivas de los alimentos, pero debe hacerlo paulatinamente. El riñón, por su parte, necesita líquidos en cantidad suficiente, pues tiene que filtrar continuamente, reteniendo lo necesario y expulsando lo innecesario.

Lo cierto es que cualquiera que conozca la composición de los jugos gástricos (bilis, ácido clorhídrico, enzimas, etcétera) se dará cuenta de que el agua no disuelve nada y que su presencia es imprescindible para asegurar un bolo alimenticio suficiente, así como para lograr que se realice el tránsito intestinal de manera adecuada. Es más, si los alimentos carecen de la adecuada cantidad de agua, el intestino la extraerá de la sangre para hidratarlos, con lo cual habrá una pérdida de vitalidad y con el tiempo todo el sistema celular se resentirá.

La única recomendación es no beber agua muy fría, ya que solidifica las grasas y hace la digestión muy lenta. Una vez sedimentadas, reaccionan con los ácidos del estómago y se descomponen siendo absorbidas por el intestino más rápidamente que la comida sólida. Esto recubrirá al intestino de materia grasa y los problemas aparecerán tarde o temprano en forma de intolerancias alimentarias, obesidad y cáncer.

La costumbre de beber algo frío después de las comidas retardará sensiblemente la digestión, aunque inicialmente parezca que la digestión es mejor. Esto se debe a que hay una gran producción de calor en el interior del aparato digestivo durante la digestión, y los líquidos fríos enfrían este proceso e incluso lo detienen. Si, por el contrario, bebemos agua tibia o té caliente, la digestión de las grasas se acelera.

Al margen de la digestión, debemos recordar que nuestro cuerpo contiene hasta un 75 % de su peso en agua y su función principal es mantener en suspensión las enzimas (no las diluye) y demás sustancias orgánicas de las células. Cualquier reacción metabólica se desarrolla en presencia de agua, en la cual se encuentran suspendidos elementos subcelulares, entre ellos las mitocondrias, los ribosomas y el núcleo.

Al ser un componente esencial de la sangre, el agua transporta todos los nutrientes básicos desde el intestino hasta cualquier lugar del organismo, así como el oxígeno combinado con la hemoglobina.

Los productos de desecho producidos por el metabolismo son transportados por el agua, pasando primeramente por el hígado para ser de nuevo neutralizados, terminando en los riñones para ser evacuados al exterior. Solamente algunos componentes, como es el caso de las proteínas sanguíneas y las enzimas, vuelven a ser recuperados siempre y cuando no exista un exceso de ellos, como puede ser una abundancia de vitaminas, minerales o glucosa. Este reciclaje de sustancias útiles es muy perfecto, aunque para ello es necesaria la presencia adecuada de agua y una buena función renal.

El agua es nuestro regulador perpetuo de la temperatura y sin ella la producción de calor a causa de la combustión de los alimentos nos abrasaría en pocos minutos. Por este motivo hay que tener cuidado en no dar alimentos pobres en agua a personas debilitadas o desnutridas y mucho menos a las que tienen fiebre, ya que las concentraciones de elementos sólidos en el organismo aumentarían mucho y pondrían en peligro la vida.

Cuando una persona come poco, al menos que no le falte el agua, así estará asegurando su mecanismo de termorregulación y su temperatura será estable. Bueno, esto es algo que todo médico de hospital sabe, cuando lo primero que hacen es hidratar a los enfermos con el suero salino.

La transpiración es un mecanismo autónomo mediante el cual eliminamos agua continuamente y así contribuimos a depurar el organismo a través de la piel. Cuando es muy abundante la denominamos sudoración, que es un fenómeno a estimular y mantener, nunca a eliminar. Si a causa de problemas internos la sudoración es muy abundante (habría que averiguar el motivo), deberemos administrar más agua, pero rica en sales minerales, con el fin de que se fije en el plasma y no sea eliminada con tanta rapidez a través de la piel. En este sentido, las aguas de mesa pobres en sodio no son una bebida saludable, aunque la publicidad insista en que «aligeran».

Esta pobreza en el elemento básico del agua, el sodio, las hace menos recomendables para los niños, pues la carencia de minerales la aproximan mucho al agua de lluvia o a la nieve, tan puras que no son aptas para el consumo humano. El agua, para que sea saludable, debe filtrarse a través de la tierra, absorbiendo así los minerales, y emplearse preferentemente cuando sale a través de las fuentes naturales. Aunque estos minerales no puedan ser utilizados como nutrientes, se comportan como catalizadores, permitiendo que el agua hidrate todas las células.

Afortunadamente para aquellas personas que no les agrada el agua, la casi totalidad de los elementos nutrientes contienen agua y así, por poner un ejemplo, la carne contiene un 60 % de agua, el pan un 30 % y las frutas un 90 %. La leche un 87 % y el queso un 40 %. En el lado opuesto, las almendras solamente contienen un 5 % y el aceite de oliva prácticamente nada. Otra manera de obtener agua es a través del metabolismo, ya que tanto los hidratos de carbono como las proteínas se oxidan y producen dióxido de carbono y agua, eliminándose ambos por la respiración. Este principio es el que permite al dromedario vivir largos días sin agua en un ambiente seco, ya que en su joroba almacena mucha grasa, la cual al oxidarse produce agua.

Nuestro organismo suele avisarnos mediante la sed de su carencia en agua (la glándula hipófisis es la responsable), aunque en ocasiones este aviso a veces no aparezca y no sea suficiente fiarse de él. Diariamente necesitamos eliminar las sustancias de desecho, sea en invierno o verano, y es posible que en momentos de mucho frío o en ambientes húmedos no aparezca la sensación de sed y creamos que no es necesaria el agua. Por ese motivo la cantidad mínima de agua que habría que beber, independientemente de los alimentos que comamos, debiera ser como mínimo de un litro al día, aunque las recomendaciones actuales llegan a los dos litros diarios en circunstancias normales. Por supuesto, en verano y en ambientes calurosos o cuando hagamos deporte, se impone beber hasta cinco litros al día.

Una práctica altamente peligrosa es tomar una sauna después de realizar ejercicio, ya que a las pérdidas de líquido y sales minerales del esfuerzo habría que sumar después la eliminación forzada mediante la sauna, lo que provocaría sin lugar a dudas una deshidratación, que aunque momentánea puede dar lugar a problemas serios, entre los que no faltarían la cristalización de los residuos disueltos y su depósito en articulaciones, tejidos o riñones. Las consecuencias ya se saben: cálculos renales, artritis, etcétera.

Una cuestión más controvertida es la posibilidad de hiperhidratación, pues muchas personas beben más agua de la que necesitan. Si esta agua es pobre en sodio puede darse la paradoja de declararse una deshidratación, pues la carencia del sodio que debería retener los líquidos ocasiona una pérdida de sales minerales, tanto por sudor, como por orina, e incluso por la propia respiración. Cuanta más agua beban, más deshidratados estarán. Bastaría añadir algo de sal a su bebida para evitar este efecto.

La falta de agua en el organismo es algo patente en la mayoría de personas, lo cual no nos extraña dada la gran cantidad de refranes que existen hablando mal de ella, recomendándola sólo para lavarse o para los peces. Así como la mayoría de las enfermedades degenerativas están producidas por una dieta errónea, la carencia de agua acrecienta estos problemas, ya que es el único medio de que dispone nuestro organismo para eliminar tanta cantidad de tóxicos. Las proteínas necesitan diluirse en agua para poderse metabolizar y los hidratos de carbono producen gran cantidad de calorías que por fuerza deben ser enfriadas después con agua.

Por tanto, la piel deshidratada es una consecuencia directa de la falta de agua y ninguna crema grasa ni hidratante puede corregir lo que es solamente una deshidratación. Si nuestro deseo es mantener la piel tersa hay que beber más agua, no hay otro remedio más eficaz y sencillo... ni barato.

Para saber si bebemos el agua necesaria no hay más que fijarnos en la cantidad de orina que expulsamos, la cual nunca debiera ser inferior a un litro diario. Lo saludable serían dos litros, pero esto solamente lo logran aquellas personas que siguen un régimen vegetariano bien llevado. Mediante los alimentos ingerimos por término medio 1,4 litros y en las bebidas quizá un litro. Si tenemos en cuenta que la cantidad a eliminar correcta serían un litro por orina, 0,150 por las heces, 0,450 por la transpiración y 0,300 por la respiración, nos daremos cuenta de la facilidad con que podemos tener carencia de agua.

Las pérdidas de agua pueden aumentar cuando el ambiente es muy seco, con la presencia del aire acondicionado, cuando estamos a gran altura sobre el nivel del mar, o en tiempo tan frío que incluso el vapor atmosférico se ha congelado. En esas circunstancias nuestro organismo se ve forzado a eliminar aire caliente y húmedo, lo que dará con seguridad la sensación de sed, por más que el ambiente exterior nos haga creer lo contrario.

Otra manera de eliminar agua es mediante el consumo de productos o bebidas que estimulen la función renal, entre las cuales están el té y el café, así como cualquier otra bebida que contenga cafeína.

Los espárragos son un ejemplo claro de alimento diurético, al cual podemos recurrir cuando queramos eliminar más líquidos de los normales, como es el caso de ingestión excesiva de tóxicos o proteínas. La diuresis forzada puede ser muy útil si está bien controlada, ya que así depuramos el organismo, pero no hay que olvidar beber agua después para compensar estas pérdidas.

El alcohol, a pesar de contener agua, no es un medio para apagar la sed sino todo lo contrario y prueba de ello son los efectos de la resaca, durante la cual se siente una gran necesidad de beber agua a causa del gran consumo de alcohol (y, por tanto, de calorías) que hemos bebido antes. Los alcohólicos, por tanto, suelen ser personas perennemente deshidratadas, ya que mitigan su sed con un nuevo consumo de alcohol, en la creencia de que su apetencia imperiosa de alcohol está producida por la drogadicción, cuando la mayoría de las veces es solamente que el cuerpo necesita agua. Si es usted una de esas personas que le gusta beber y dice que no puede evitarlo, la próxima vez cambie su vaso de vino por uno de agua; su síndrome de abstinencia desaparecerá enseguida.

El aire acondicionado también es un factor más que contribuye en verano a que la gente padezca sed crónica, ya que absorbe humedad y llega a resecar el ambiente extraordinariamente. Para comprobarlo no tiene nada más que conectar su aparato en invierno cuando los cristales de su cuarto estén empañados de vapor. Al cabo de pocos minutos el vaho habrá desaparecido, tal es la apetencia de humedad del aire acondicionado. Si además de trabajar usted en un ambiente acondicionado suele beber café o alcohol, estará sometido a una pequeña deshidratación continua y peligrosa. No se extrañe pues si padece con frecuencia de cálculos renales, hipertensión arterial, varices y piel con arrugas prematuras. Y si aún esta deshidratación no le parece suficiente, póngase todos los días de sus vacaciones a tostarse bajo el sol. Si así lo hace, los fabricantes de cremas antiarrugas se seguirán haciendo ricos con personas como usted.

También existen otras maneras de padecer falta de agua, como es el hecho de dar a los lactantes leches preparadas con una concentración de polvo mayor de la recomendada, por aquello de que le alimente más. También deshidratan las papillas muy concentradas, los sobres de concentrados de proteínas disueltos en poca agua o beber zumos muy concentrados sin restos de fibra (la cual evita que el líquido se expulse rápidamente). Si le gusta el zumo de naranja, añada agua en una proporción de 2 partes de agua y una de zumo, además de algo de fibra.

Otras causas de deshidratación son ponerse prendas con tejidos sintéticos que no transpiran y usar productos para eliminar el sudor de las axilas y de los pies, las dos partes de nuestro organismo más importantes en eliminación de líquidos. Una advertencia, si tiene sed no beba agua de lluvia o de nieve, su pobreza en sales minerales es total y no son asimiladas adecuadamente por el ser humano. Para hacerlo robará de nuestras células los minerales ausentes en el agua.

El agua es también imprescindible para lograr buenas marcas deportivas y no puede ser sustituida por ningún otro líquido, mucho menos si éste contiene alcohol, como es el caso de la cerveza.

Aquellos deportistas que tienen por costumbre mitigar la sed mediante jarras de cerveza o vasos de vino deberían saber que de esta manera acrecientan su problema, ya que el alcohol bloquea la liberación de la hormona antidiurética, HAD, la cual es imprescindible para regular la cantidad de agua corpórea y la proporción de sales minerales.

Sin la presencia del agua el organismo del deportista se ve imposibilitado para atenuar la gran producción de calor generada, y tanto el proceso energético como el depurativo se ven seriamente afectados.

Hay que beber agua abundantemente antes del ejercicio, durante éste si es muy prolongado (pero ahora con una pizca de sal) y después para reponer las pérdidas de sales.

No existe inconveniente en que los deportistas tomen suplementos de minerales para cubrir sus pérdidas por el sudor, pero hay que tomarlos muy diluidos en agua y, para ello, hay que seguir al pie de la letra las recomendaciones de sus fabricantes o incluso añadir el doble del agua recomendada. Las bebidas isotónicas son una buena opción. También es útil realizar previamente algunos enjuagues por la boca antes de tragársela, ya que así la ponemos a la temperatura corporal y comenzamos a absorberla a través de la mucosa bucal. La temperatura del agua para beber es mejor que sea ambiental y nunca con hielo, ya que la absorción se realiza peor cuando está demasiado fría.

Las aguas minerales embotelladas suelen contener quizá una mayor riqueza de elementos nutritivos, pero lo más probable es que no sean mejores que la simple agua del grifo, a fin de cuentas, todas proceden del mismo sitio. Un agua quieta se deteriora, lo mismo que si la envasamos en elementos inorgánicos como botellas de plástico.

El único problema que nos puede hacer rechazar el agua corriente es su contenido en cloro, cuando es excesivo, así como las llamadas aguas fluoradas, en un intento de frenar la incidencia de caries. Si la expone en un envase sin tapar, la volatilidad del cloro lo llevará a la atmósfera.

Cuando nos veamos en la necesidad de beber agua de dudosa procedencia lo mejor es mezclarla con arcilla y filtrarla después, ya que el tremendo poder bactericida de la arcilla elimina cualquier tipo de bacteria patógena de manera más eficaz que el cloro, el cual no está exento de peligro.

De sumo interés en la salud y longevidad es el *agua de mar*, la cual fue investigada por el biólogo francés René Quinton (1866-1925), quien observó que la composición del agua marina es muy similar a la de la sangre, aunque su concentración de sales es mucho mayor: 33 g por litro, mientras que la sangre contiene 9 g por litro. Tras innumerables experimentos consiguió un agua isotónica –mezcla de agua de manantial y agua de mar– semejante al plasma sanguíneo que bautizó como «suero» o «plasma de Quinton». En 1904 publicó los resultados de sus observaciones en el libro *El agua de mar: medio orgánico*. Los excelentes resultados que obtuvo inyectando su producto a animales gravemente enfermos le animaron a experimentar con personas y en 1907 comenzó la comercialización de su plasma, que obtuvo gran éxito. La Primera Guerra Mundial y el descubrimiento de la penicilina pusieron freno a sus trabajos pioneros, que hoy vuelven a estar en boga.

La explicación que nos legó es que cuando el agua marina natural (a 10 m de la superficie y 20 del fondo marino) se somete a un proceso de microfiltración y esterilización, es posible conservar el equilibrio molecular del agua y su carácter de medio viviente, es decir, sus propiedades vitales. Puesto que todas las especies terrestres proceden del mar y los líquidos que contiene su organismo son similares al agua de mar, restaurar esta proporción debe proporcionar beneficios. Las experiencias más serias hablan de una auténtica regeneración celular. El efecto es aún mayor si se administra por vía subcutánea, no siendo necesario utilizar la vía endovenosa, tal y como se hace con el habitual suero salino que se administra en los hospitales. Esta opción elimina 2 veces menos orina que si se emplea el suero Quinton.

Otras formas de utilizarla es bebiéndola en ampollas de agua marina concentrada, recomendándose mezclarla con agua de manantial e incluso con agua del grifo si procede de un lugar recomendable. La mesoterapia, la hidrotomía percutánea, la hidroterapia del colon y la neuralterapia son otras opciones de administración.

Las enfermedades en las cuales existe más experiencias positivas son: hipertrofia de próstata, psoriasis, quemaduras, artritis, osteoporosis, alopecia, bronquitis, asma, gingivitis, trastornos gastrointestinales y desequilibrios del sistema nervioso central.

También se ha comprobado su eficacia en el tratamiento de las drogodependencias, el alcoholismo y la hemofilia. Además, sirve para reforzar el sistema inmunitario y es muy recomendable en estados de carencias nutricionales –como, por ejemplo, los derivados de la anorexia– y de fatiga. Sus propiedades remineralizantes lo convierten en un revitalizante inmediato y en una excelente fórmula para prevenir el desgaste en caso de esfuerzos importantes, tanto físicos como psíquicos.

Agua azul

He aquí una aportación saludable, barata y fácil de obtener. Solamente tiene que buscar una botella de cristal de color azul oscuro, llenarla de agua –incluso del grifo– y exponerla al sol destapada durante una hora. Así de simple.

Los beneficios que este procedimiento aportan son varios.

Físicos

Los **rayos infrarrojos** solares suponen casi un 50 % de su energía y su efecto aumenta la agitación de las moléculas, provocando el aumento de la temperatura. Los dos átomos de hidrógeno y el oxígeno del agua se mueven intensamente cuando son expuestos a los rayos infrarrojos. Entre otros efectos, comienza la evaporación del cloro que el agua potable lo muestra como hipoclorito.

Los **rayos ultravioleta** impiden el desarrollo de las bacterias y este efecto se logra simplemente exponiendo un elemento a la luz solar directa. Cuando bebamos esta agua azul, estará libre de gérmenes.

Los grados **Kelvin** o temperatura del color que proporciona el sol del mediodía es de 5.200, pero cuando los hacemos pasar a través de un filtro azul intenso suben hasta los 7.000 K, cerca del blanco puro, el mismo que tenía el Sol en el inicio de la creación.

Metafísicos

En los **fotones** se encuentra mucha información positiva, información que irá acercándole a su luz interior, alejándole de la oscuridad.

Esta agua, según la teoría anexa al Ho'oponopono, borra las memorias dolorosas, los pensamientos negativos y los recuerdos tóxicos, provengan de donde provengan. No hace falta pedirle nada al agua... Simplemente tomarla sin dudar de sus efectos.

El agua azul solarizada trabaja primero espiritualmente y luego a nivel emocional y físico.

Cuánticos

Esta exposición a la luz solar intensamente blanca excita los electrones de los átomos que contiene el agua, mueve sus moléculas y las rota. Al mismo tiempo, se produce un movimiento intenso que ocasiona el contacto con el cristal, dinamizando el agua y volviéndola a dotar de **memoria,** la misma que tenía en el origen de la creación del universo. Este principio físico es ampliamente empleado por la homeopatía. Cuando el agua se dinamiza (movimiento y choque contra el cristal) recupera su memoria y es capaz de transferirla a cualquier organismo vivo.

La sal

De ser considerado uno de los nutrientes básicos para la humanidad y del cual no se privaba ni a soldados ni a presos, ha pasado a ser calificado un elemento a eliminar de la dieta, al igual que se dice del azúcar y las calorías. Deformaciones culturales y médicas la han apartado de nuestras cocinas, hasta el punto en que están en proyecto diversas campañas en su contra. Esa mala información no tiene precedentes en la historia, pues nos encontramos con uno de los elementos básicos para la vida y la salud, y no basta con la que existe en los alimentos.

Su función en el ecosistema es fácil de entender, pues gracias a ella el agua de mar presenta una elevada conductividad eléctrica, a la que contribuyen la polaridad del agua y la abundancia de iones disueltos. La conductividad varía sobre todo con la temperatura y la salinidad, y su medición permite, una vez controlada la temperatura, conocer la salinidad.

La densidad del mar provoca las corrientes, dependiendo esencialmente de la cantidad de sal, la cual a su vez estabiliza la temperatura y la presión. Los gases disueltos son los mismos que componen el aire libre, pero en diferentes proporciones, condicionadas por diversos factores, básicamente la temperatura y la salinidad, los cuales reducen la solubilidad de los gases cuando cualquiera de esos dos parámetros aumenta. Estos gases, a su vez, contribuyen a la agitación, la fotosíntesis y la abundancia de organismos.

Algunas ciudades se hicieron famosas por la elaboración artesanal de productos alimenticios en cuya elaboración es necesaria la sal, tales como el jamón serrano en España, el queso (la diferencia entre queso fresco y queso curado es la cantidad de sal), embutidos como el salami e incluso la mantequilla. Las anchoas en salazón machacadas y elaboradas en una especie de salsa rica en sal, así como el popular ketchup, bacalao, los cubitos concentrados y la salsa de soja, son otros ejemplos culinarios.

Pero desde comienzos del siglo XXI las normas dietéticas de algunos países recomiendan una cantidad diaria de solamente 6 g por persona, distribuida a lo largo de todo un día, y la tendencia de la mayoría de la población es a creer que la sal en la comida provoca problemas de salud, y por esta razón, se tiende a disminuir su consumo, lo que a su vez tiende a disminuir la demanda, no sólo de sal, sino también de los productos en salazón.

Se está intentando demostrar que un consumo alto de sal es perjudicial para la salud y, hoy en día, algunas preparaciones que tradicionalmente se preparaban en salazón apenas llevan ya sal y se conservan más gracias a la refrigeración artificial, caso del beicon o el jamón. Esta tendencia ha afectado en algunos casos incluso al bacalao en salazón y las anchoas.

Aunque el uso de la sal marina ha conseguido resistir el paso de los siglos, nuestros científicos están llevando a la población mundial a uno de los mayores errores en la alimentación humana, como es la supresión de la sal marina en la cocina. Apenas nadie conoce ya su papel tan importante para conservar los alimentos del mar, ya que gracias al principio de ósmosis extrae el agua de los pescados, entorpeciendo así el crecimiento de las bacterias. A cambio nos han introducido multitud de conservantes que nadie es capaz de garantizar, en cuanto a inocuidad se refiere.

Lo que nadie discute es su extraordinaria propiedad para dar buen sabor a los alimentos y cualquier persona que prescinda de ella está condenada a tomar muchas comidas totalmente insípidas y hasta indigeribles. Cuando añadimos sal a las hortalizas éstas tienden a estar más consistentes, ya que la sal extrae el agua de ellas. También extrae el agua de las carnes y de los pescados en los procesos de cocinado y tiende a impedir que los cereales absorban mucha agua.

Pero, y esto es lo más importante, las comidas sin sal son más difíciles de digerir ya que sin ella no existe la presión osmótica en el aparato digestivo adecuada y los procesos de fermentación se desarrollan enseguida. Una comida sin sal produce, por tanto, carencias de jugos gástricos y una digestión más tardía, lo que se traduce en una abundancia de gases e hinchazones abdominales. Este mismo fenómeno se da cuando hervimos el agua para los lactantes, ya que al carecer el agua de oxígeno se torna difícil de digerir.

La supresión de sal como norma en todos los hipertensos es un error, ya que esta enfermedad no está producida por el exceso de sal, sino por la mala calidad de nuestras arterias o riñones. Se calcula que solamente un 15 % de los hipertensos responden favorablemente a la supresión de sal como aditivo. Además, y a pesar de suprimir la sal, la hipertensión no se cura. Solamente cuando las personas corrigen las verdaderas causas dietéticas que produjeron la hipertensión (sobre todo el consumo de proteínas y grasas animales), se corrige la enfermedad.

De cualquier manera, esa sal tan beneficiosa de la cual les estoy hablando no es la sal común, esa que compramos en las tiendas de comestibles, sino de la *sal marina, sin refinar*. Por desgracia y al igual que hacen con el azúcar, la sal que extraen del mar sufre un proceso de cristalización y secado, el cual la priva de una serie de elementos traza que le aportan equilibrio.

Sin ellos, el maravilloso elemento se convierte en un producto pernicioso compuesto exclusivamente de cloruro sódico.

La composición mayoritaria de la sal es:

Magnesio 0,5 mg/kg
Calcio 17,1 mg/kg
Potasio 0,3 mg/kg
Sodio 39,0 mg/kg
Yodo 1,5 mg/kg
Azufre 0,4 mg/kg

También: litio, flúor, aluminio, fósforo, sílice, oro, cromo, hierro, cobalto, níquel, zinc, germanio y selenio, hasta completar 84 elementos. Esta concentración y composición es similar a la que existe en la parte acuosa del plasma humano, el cual está compuesto de un 91,5 % de agua similar a la marina.

La buena sal marina, además, es casi un organismo vivo y podemos curar con ella muchas enfermedades y restaurar energías perdidas. Si usted quiere tomar agua del mar purificada, existen ya numerosas empresas que la comercializan, como el suero Quinton o la sal del Himalaya. También puede utilizar alguna de estas variedades:

Sal de Maldon: Tamaño entre fina y gorda. Cristales de forma plana porque se encuentran en finas placas en su estado natural. La gran particularidad de esta sal inglesa es su gran pureza natural. Tiene un fuerte sabor salado.

Sal de Guerande: Sal marina de la Bretaña francesa. Tiene un color gris característico del fondo marino bajo los saladares. Se encuentra más bien en un tamaño de cristales medianos, es una sal muy rica en oligoelementos. Es natural, sin aditivos, es la sal «integral» por excelencia.

Flor de sal: La sal de moda. Hace su entrada en el mercado francés hace unos 20 años. Es fruto de un proceso particularmente curioso, aunque siempre es una sal marina. En las salinas, y como primer efecto de la concentración de la sal, cristales de sal ligeros flotan en placas muy finas en la superficie del agua. Es la flor de sal. Esta sal se utiliza siempre cruda, puesta en el último momento de comer un plato. Tiene un sabor sutil de violeta. Es la reina de la sal.

Sal negra (sanchal): Muy poco refinada, es una sal de tierra que tiene un sabor muy particular. Es producida en el norte de la India.

Sal ahumada: Sal con fuerte sabor y olor a humo. Utilizada para la fabricación casera de carnes, verduras, o pescados ahumados. También, además de salar, puede dar un «toque» ahumado usándola como si fuera una especia.

Gomasho: Mezcla japonesa de sal y de semillas de sésamo negro.

Sal de apio: Mezcla de sal y de semillas de apio trituradas.

Sal del Himalaya: Un legado mágico del mar primitivo, el origen de toda forma de vida conocida. La sal cristalina del Himalaya, debido a su altura y la pureza de su contenido, en su medida justa, mezclada con agua, es una fuente increíble de energía curativa acumulada. En la actualidad, es la sal energética más completa que conocemos. Es tan pura como no puede serlo hoy ningún otro alimento, en ella se encuentra el medio ideal en el que todas las formas de vida están en armonía.

Lámparas de sal: Las lámparas de sal son ionizadores naturales que llenan la casa, oficina o comercio de una calidez muy confortable y agradable. Nuestra salud física y mental está influenciada entre otras cosas por la correcta ionización de nuestro entorno. La sal con la que están fabricadas estas lámparas contiene casi todos los oligoelementos (en particular destaca su alto contenido en yodo) de los cuales depende el buen funcionamiento del organismo. Pese a no ser un «instrumento médico», estas lámparas, mediante la emisión de iones negativos, propician mejoras en pacientes asmáticos, sinusitis, migrañas, dolores de cabeza, alergias y fiebre.

CONTENIDO